JN081825

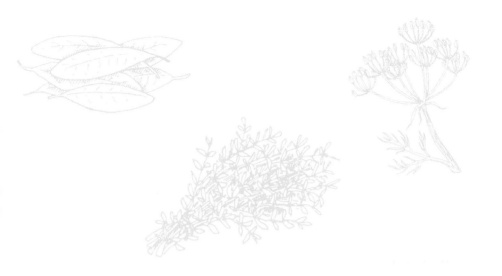

心と体をととのえる
ハーブボール

ハーブボールセラピスト

永田 舞

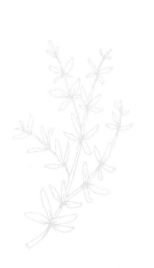

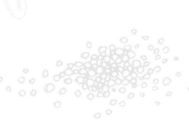

はじめに

目を閉じると、あの瞬間をいつも思い出す。
エスニックなタイハーブの香りに満ちた部屋。
ハーブボールを蒸す鍋の音。
熱い蒸気が立ちのぼる様子。

次の瞬間、蒸気に包まれた柔らかいハーブボールが肌に触れる。
なんと温かくて気持ちがいいのだろうか。

ポンポンとリズミカルに全身をタッチされる。
その独特なリズムは、今まで体験したことがない心地よさ。
行ったり来たり、意識と無意識の旅に誘う。

気づくと涙があふれていた。
いつのまにか、心と体にまとっていた硬く冷たい「鎧」が
バラバラと剥がれ落ちていく。
「ああ、そうか。私は生まれてきてよかったんだ。
私は私のままでいいんだ」

施術の後、全身の力が抜け、
体がふわふわと波に浮かんでいるようだった。
心も体も軽く、味わったことがない幸福感に満ちていた。
そこには、自然な笑顔で笑う自分がいた。

はじめまして。永田舞です。

　ハーブボールとの衝撃的な出会いがきっかけで会社を辞め、2009年頃から日本でハーブボールを広める活動を始めました。

　ハーブボールは、数種類のハーブを布に包み、温かく蒸したものを全身に押しあてて使います。ハーブの香りと柔らかさ、蒸気を伴う熱が特徴で、全身を芯から温めてくれる「ハーブのお灸」のようなものです。まだ日本ではあまり知られていませんが、海外のスパやリトリート施設で体験したことがあるという方、アジアに旅行した時にお土産に買った、もらったという方もいるでしょうか。

　私自身、初めてハーブボールを知ったのは、会社員時代に訪れたバンコクのスパでした。
　それまでは、名前も聞いたことがなければ、見たこともなく、存在すら知りませんでした。

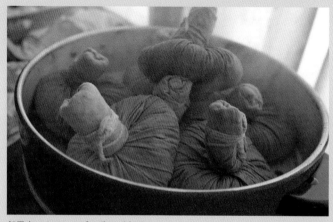

部屋中にタイハーブの香りが広がる

ハーブやアロマが好きとか、温熱療法を知りたいとか、アジアの伝統療法に興味があるなど、何かの「目的」があって体験したわけではありません。あの時は、生きることが限界で、いつ自分の人生を終わらせようかとばかり考えていた、本当にギリギリの時でした。

　そんな時に出会ったハーブボールは、私にとって、本当の自分を取り戻して、本気で自分の人生を生きるきっかけをくれた最強で最高の相棒なのです。あの時ハーブボールに出会っていなければ、きっと今は生きていないでしょう。

　この本を書くにあたり、せっかく日本の方にハーブボールを知ってもらうのであれば、一般的に知られているハーブボールの魅力だけではなく、私が実感した「本当のハーブボールの魅力」も一緒にお伝えしたいと思っていました。

- 日々忙しくて、自分に目を向けられていない
- いつも自分よりも誰かのために動いている
- 自分のことを後回しにして生きている
- 私なんて……と自分を否定してしまう
- 自分と他者を比較して落ち込んでしまう
- 他者に嫌われたくない、と自分を偽って生きている
- 見栄やプライドを優先し、本当の自分を隠して生きている

ハーブボールに出会うまでの私が、まさにそうでした。

　他者に嫌われないように生き、自分の本当の気持ちを隠して偽り、常に自分に酷い言葉を投げかける。自分を守るために着けたはずの「鎧」は、いつのまにか、自分で自分を苦しめるものになっていました。自分を「ないがしろ」にした、とてもツラい生き方でした。

　しかし、ハーブボールに出会ってから、私は変わりました。

　ハーブや温熱の効果で心と体が健康になったということももちろんありますが、それよりもハーブボールが持つ本当の魅力である、圧倒的な安心感と包容力が、私の低い自己肯定感を底上げしてくれました。ハーブボールは、自分の人生から目を逸らさずに、自分を一番大切に生きることを教えてくれました。

　本書では、私がこれまで実践してきた知恵とともに、ハーブボールの基本、自分で作れるお悩み別のレシピ、ご自宅で簡単にできるセルフケア方法についてご紹介いたします。

　ハーブボールを日々の生活に取り入れることによって、皆様が少しでも自分のことを大切に想い、自分を好きになって、楽しく生きられるきっかけとなれたら嬉しいです。

ハーブボールセラピスト

永田 舞

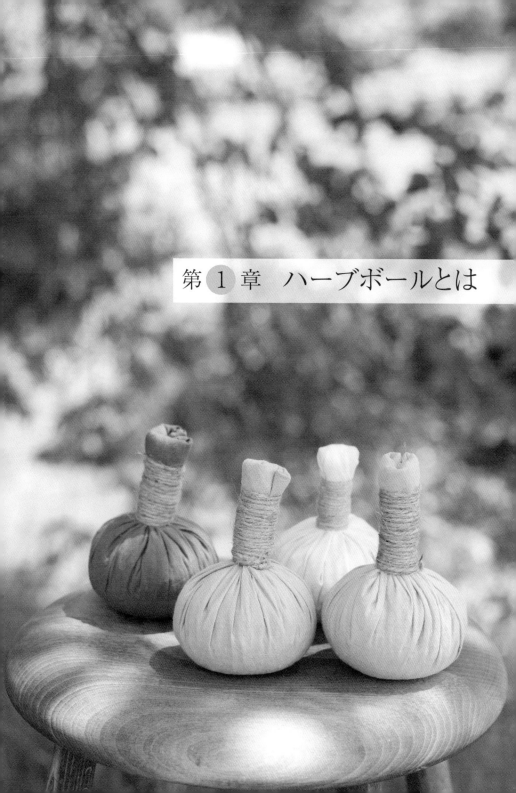

第 1 章　ハーブボールとは

ハーブボールの基本

ハーブボールの起源

　ハーブボールは、インドの伝統医学「アーユルヴェーダ」が発祥と言われています。アーユルヴェーダは、世界三大伝統医学の一つとされ、約5000年前に誕生した世界最古の医療として知られています。それぞれの体質や季節等に合わせたハーブの調合・使用方法があり、医師の診察のもと、不調に対する治療はもちろん、予防や病後の養生法としても用いられてきました。

世界三大伝統医学

中医学	アーユルヴェーダ	ユナニ医学

　この考え方が、スリランカ、タイ、インドネシア、中国、チベット等のアジア各地に広がり、各国の思想や性質に合った伝統医学が生まれました。ハーブボールも同じように各国の伝統医学のもと、独自の発展を遂げています。

　共通して言えることは、症状を抑えるだけの療法ではなく、体質や不調の原因等を総合して捉え、「真の原因」にフォーカスし、根本的な治癒を目指すということです。その人本来のバランスを整え、自然治癒力を引き出し、心も体も健康に生きるためのサポートをします。ハーブボールも、治療法の一つとして各国の伝統医学病院・クリニックで施されています。

　ここでは、現在も医療の現場で使われているアーユルヴェーダとタイ伝統医学での活用事例をご紹介します。

アーユルヴェーダとは？

　アーユルヴェーダでは、宇宙も自然も人の体もすべて地、水、火、風、空の５つの元素から成り立っていると考えます。この元素の組合せにより、３つの体質（ドーシャ）が決まります。ドーシャは受精時に決まり、生まれ持ったドーシャは一生変わらないとされます（プラクリティ＝本質）。プラクリティは、環境や生活習慣、季節等によって影響を受け、本来のバランスが乱れることで不調になると言われます。本来のバランスを取り戻し、健康になるために、その人に合った様々な治療が行われます。ハーブボールも治療法の一つとして、体質や季節ごとに適した方法で使用されます。

５大元素と体質

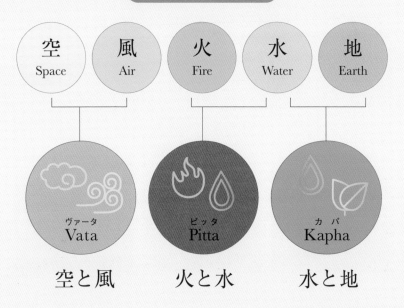

| 空 Space | 風 Air | 火 Fire | 水 Water | 地 Earth |

ヴァータ
Vata

ピッタ
Pitta

カパ
Kapha

空と風　　　火と水　　　水と地

アーユルヴェーダのハーブボール

　アーユルヴェーダでは、ハーブボールを「ピンダスヴェーダナ」と呼びます（ピンダ＝丸くしたもの、スヴェーダナ＝発汗法）。体質ごとにブレンドされた薬草オイルを使ったトリートメント（アヴィヤンガ）を行った後に使用されます。使用する薬草によって、使い方も呼び方も異なります。ここでは主な2種類をご紹介しましょう。

●エラキリ

　エラは生葉、キリは丸くしたものという意味。ハーブを細かく切り、セサミオイルで炒めたものをボール状にして使用します。温めた薬草オイルに温かく蒸したハーブボールを浸し、皮膚や関節をリズミカルに叩いたり、擦りつけながら、滑らせるように施術します。ハーブボールもオイルも温かいため、体を温める効果がさらに高くなります。

> **目的**：皮膚のトラブル改善、関節痛の緩和、リラックス、血流・リンパの流れの改善
> **対象**：Vata（ヴァータ）／ Kapha（カパ）を持つ体質

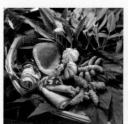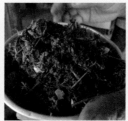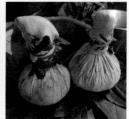

フレッシュハーブを細かく切ってすり潰してから包む

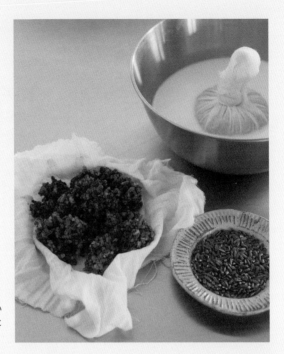

ハーブの煎じ液と牛乳で炊いたナヴァラ米を温かい牛乳とハーブ液に浸す

●ナヴァラキリ

　ナヴァラ＝ナヴァラ米（赤米の一種）をハーブの煎じ液と牛乳で炊きます。それをボール状にして蒸したものを温めたハーブの煎じ液と牛乳に浸して使用します。ハーブボールと牛乳は熱すぎず冷たすぎず、ぬるま湯程度の温度で行います。ただし、牛乳には体を冷やす作用があり、南国の温かい気候には適していますが、日本の気候では体が冷えて寒くなるため、夏の暖かい季節に試されることをオススメします。

目的：体内にこもった熱を出す、皮膚や筋肉を柔らかくする、半身不随・麻痺など神経系のトラブル緩和、アンチエイジング
対象：Pitta（ピッタ）を持つ体質

タイ伝統医学のハーブボール

　タイ伝統医学は、アーユルヴェーダ（インド）と仏教（中国）の影響を受けながら、独自の文化を形成し発展したと言われています。仏陀の主治医シバカ・ゴマラパッドがタイ伝統医学の父と呼ばれ、その教えが仏教寺院の僧侶たちによってタイ全土に広まりました。寺院（ワット）ではハーブが育てられ、治療の場としてもタイの人々の生活に根付きました。

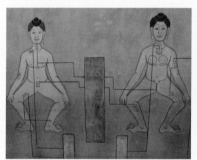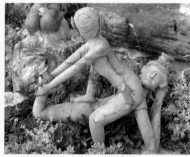

バンコクのワットポーで見られるタイ伝統医学の壁画や銅像など

　タイ伝統医学では、4つの元素（タート）から、人の体ができていると考えられています。この4つの元素のバランスを整えることで、人は健康になれるという考え方です。各元素の乱れを正すためにハーブ療法（ハーブボール・ハーブサウナなど）、食事療法、タイマッサージ、ヨガ、瞑想などが行われます。

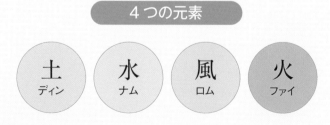

4つの元素

土	水	風	火
ディン	ナム	ロム	ファイ

色鮮やかなタイハーブたち

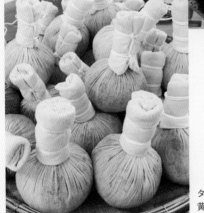

タイハーブは蒸すと布が
黄色く染まるのが特徴的

　タイのハーブボールは、Luk Pra Kop（ルック・プラコップ）と言われ、Luk ＝丸くしたもの、Pra Kop ＝押しあてるという意味があります。細かくしたハーブをボール状にし、蒸して使用します。

　タイ伝統医学の主たる療法の一つである、指圧やストレッチを伴うタイマッサージとともに使用されます。筋肉や関節、セン（経絡のようなもの）に沿ってあてることで、より効果的に治療できます。またユーファイ（産後ケア）にも用いられ、出産後の女性の心と体のバランスを整えます。

　近年では、治療目的だけではなく、ウェルネスの観点からもハーブボールが人気です。タイを筆頭に、アジア各地のスパやサロンを中心に、リラクゼーションとしてのハーブボールも広まっています。

タイハーブ（サムンプライ）

　タイ伝統医学で用いられるタイハーブは、植物・動物・鉱物を使用し、それぞれ10個の味（渋味・塩味・油味・甘味・苦味・毒味・薄味・辛味・酸味・香味）に分類されます。各味は4つの元素（土・水・風・火）のバランスを調整する力があるとされます。

　ここではタイハーブボールで主に使われるタイハーブをご紹介します。

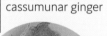

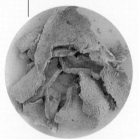

プライ（ポンツクショウガ）

【学名】Zingiber cassumunar
タイハーブの王様と呼ばれる代表格のハーブ。独特な香りと黄色が特徴で、ハーブボールやハーブサウナ、軟膏等の外用で多く用いられる。抗炎症、抗菌、滋養強壮、免疫賦活、美肌、補血・浄血など。

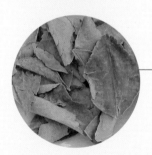

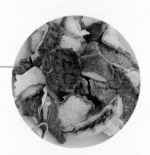

バイマックルー（こぶみかんの葉）　ピウマックルー（こぶみかんの果皮）

【学名】Citrus hystrix
瘤がある果皮が特徴的。葉は果皮よりも香りがよく、トムヤムクンや肉・魚の臭い消しとして料理に用いられることが多い。果皮は食用よりも、ハーブボール、ハーブサウナ、シャンプー、石鹸などの外用で使用する。抗菌、収斂、去痰、血行促進、消化促進など。

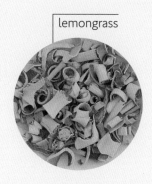
lemongrass

タックライ（レモングラス）

【学名】Cymbopogon citratus
トムヤムクン等のタイ料理には欠かせないハーブ。タイのレモングラスは茎が太く硬めで、芳香成分が多く含まれる。タイハーブティーとして最もポピュラー。ハーブボール、精油、デオドラント等の外用にも使われる。消化促進、健胃、利尿、駆風、抗菌など。

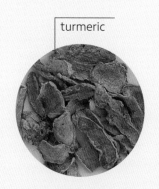
turmeric

カミンチャン（ウコン）

【学名】Curcuma longa
日本では秋ウコンにあたる。日本の秋ウコンの数倍のクルクミンを含有する。料理、美容ともに幅広く使われる。肝機能強化、抗酸化、抗炎症、抗アレルギー、体質改善、抗菌など。

マッカーム（タマリンド）

【学名】Tamarindus indica
高さ数十メートルにもなる木で、タイではポピュラーな果実。落花生の殻のような中に、干し柿に似た粘着性の果肉と大きめの種がある。甘酸っぱくて美味しく、ドライフルーツとしてだけでなく、タイ料理の調味料としても重宝される。豊富な栄養素を含み、疲労回復、整腸、免疫賦活等、作用は多岐にわたる。果実はパックや洗顔等の美容面にも使われる。ハーブボールには葉を使用し、抗炎症、美肌、鎮痛等の作用がある。

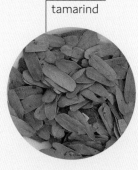
tamarind

ハーブボールの魅力

01. 体を芯から温める

　ハーブボールの一番の特徴と魅力は、体を芯から温めることです。体を温める方法には、「湿熱」と「乾熱」という2つのアプローチがあり、ハーブボールは「湿熱」に該当します。「湿熱」は、お風呂や温泉・サウナなどの水分を含んだ湿度が伴う熱で、血行促進効果が高く、発汗するほど体を芯から温めます。一方の「乾熱」は、使い捨てカイロやエアコンなどの水分を伴わない乾燥した熱で、触れている部分は温かくなりますが、体の深部までは温めづらいという特徴があります。

　湿熱の中でもハーブボールは、体を温めると同時に、ハーブの香りと薬効成分を体内に取り込むことができます。さらに血流がよくなり、筋肉が弛緩し、体が温まりやすいという特徴があります。

	湿熱（ハーブボール）	乾熱（エアコンなど）
熱の種類	水分を含み湿度がある熱	水分を含まず乾燥した熱
温め方	水分を介して全身を温める	空気を介して温める、表面を温める
特徴	血行促進効果が高く、芯から温まりやすい。発汗するほど温まる。準備、片付けに少し手間がかかる。気化熱で体が冷える場合がある。	芯まで温めづらい。触れている部分が温かい。手軽に取り入れられる。温まるまでに時間がかかる。
代表例	お風呂、温泉、サウナ、よもぎ蒸し、ハーブボール、蒸しタオル等	使い捨てカイロ、エアコン、ストーブ、電気毛布等

02. 「面」で柔らかく包む

　ハーブボールを使うときは、ハーブが入っているボール状の部分で体に触れます。指圧や鍼灸のような「点」での鋭いアプローチとは異なり、ハーブボールは大きな「面」全体でのアプローチです。「面」全体で体に触れるため、痛みや揉み返しがなく、マッサージが苦手な方も緊張せず使用できます。また、ハーブボールを介して間接的に体に触れるため、他者から直接触れられることが苦手な方、体に触れられるとくすぐったいと感じる方も不快感なく使うことができます。

　「面」で触れることに加えて、ハーブボールの柔らかさにもこだわって作ると、お子さんやご年配の方にも体への負担が少ない状態で楽しんでいただけます。

※お子さんやご年配の方への使用は、ハーブの種類や温度に注意する必要があります。

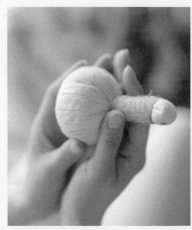

ボール部分は
お尻のように丸くて柔らかい

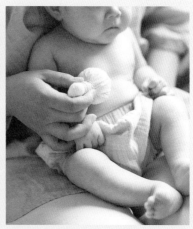

柔らかく作ると優しい触り心地で
赤ちゃんにも◎

03.ハーブ成分を効率よく取り込む

　ハーブボールには、たくさんのハーブが使われています。ワークショップで実際に作成した方は、想像以上のハーブ量に必ず驚かれます。ハーブボール1個あたりに使用するハーブの量はセルフケア用でティーバッグ約30〜40杯分、スパやサロンで使う施術用になると約60〜70杯分ものハーブを使用します。これだけのハーブを贅沢に使うため、作成する際も、蒸して温める際も、実際に使用する際も、部屋中にハーブのいい香りが漂います。

　ハーブボールの香りは精油や香水のような強い香りではなく、植物そのものの穏やかな香りです。強い香りが苦手な方、気分や体調によって香りを選ぶ方、部屋に香りが残ることを避けたい方にも好まれます。

　さて、たくさんのハーブの恩恵を一番感じられるのが「香り」になるわけですが、そもそもハーブボールを通じて、ハーブの成分はどのようなルートで体内へ摂取されているのでしょうか。

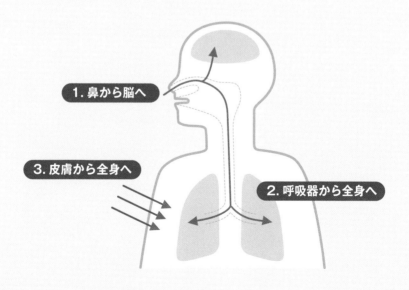

1. 鼻から脳へ

鼻から吸い込まれた香りの成分（芳香成分）は、鼻の奥にある嗅上皮で電気信号に変換され、嗅神経を介して大脳辺縁系に伝達されます。大脳辺縁系は本能に深く関わる部位で、感情や欲求、記憶などを司っています。さらにそこから視床下部、下垂体へと伝わり、自律神経やホルモン分泌、免疫の働きを調節します。ハーブボールの場合は、この香り伝達の仕組みに「湿熱」による効果がプラスされます。香りの分子は揮発性で、温度が高いほうが揮発しやすくなります。また、嗅細胞は湿度が高いほど敏感になり、香りを感じやすいと言われています（例：温かいハーブティーのほうが冷たいハーブティーよりも香りを強く感じる）。ハーブボールは温度と湿度の関係も加わり、さらに香りが伝わりやすい性質を持ちます。

2. 呼吸器から全身へ

呼吸とともに吸収された芳香成分の一部は、気管支を通過して肺に入ります。そして肺胞という組織から血管に吸収され、血液の流れによって全身の細胞や組織に運ばれます。

3. 皮膚から全身へ

皮膚は、表皮・真皮・皮下組織で構成され、ほとんどの物質は表皮でブロックされますが、分子量の小さいごくわずかな芳香成分は、毛細血管やリンパ管から全身の細胞や組織に運ばれます。ハーブボールを蒸して使用する場合は、湿熱によって多少毛穴が開きやすくなりますが、経皮吸収はほぼ見込めません。経皮吸収を期待する場合は、「エラキリ（P12参照）」の方法がオススメです。オイルにハーブボールを浸して使用するエラキリは、芳香成分がオイルに溶けやすく、脂溶性の皮膚に馴染み、経皮吸収が見込みやすくなります。

04. ホメオスタシスを保つ

　前ページで触れたとおり、「香り」は自律神経・ホルモン（内分泌）・免疫にまで影響します。この３つは密に連携を取り合い、私たちの心と体が元気に健康であるように常に調整しています。この機能を「ホメオスタシス（恒常性）」といい、健康な状態を保とうとする力を「自己治癒力」と呼びます。３つの働きは互いに影響し合うため、ストレス（外的要因）が加われば自律神経もホルモンも免疫も乱れます。どれか１つでも欠けたりバランスを崩せば不調になってしまうため、いずれも大切で必要な要素です。

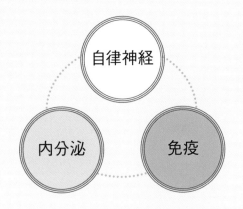

　健康なよい状態＝ホメオスタシスが維持されている状態を保つためには、「植物」「温め」「香り」を同時に利用することが有効と言われています。ハーブボールはこの３つの要素を効率的に満たす最高のアイテムです。たくさんのハーブ（植物）に触れ、湿熱で体を芯から温め、ハーブの香りでバランスを取る。さらにハーブボールの広い面と柔らかさに包み込まれることでリラックス度が増すだけでなく、ポンポンとリズミカルなタッチで体に触れることでより一層バランスを取るためのスイッチングがしやすくなります。

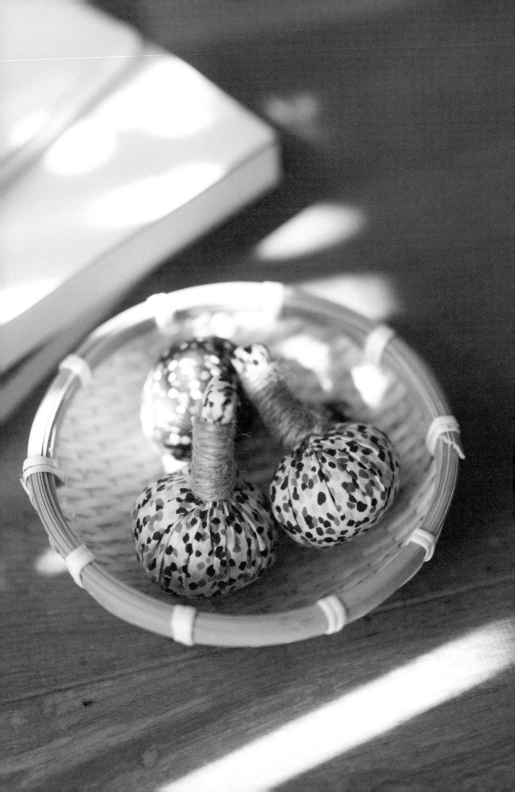

Column 01　ハーブボールは小さな地球

　ハーブボールの中には、自然からの恵みがたくさん入っています。まるでハーブボール自体が小さな地球のようです。何かを添加したり、抽出したり、人工的な加工は一切していません。そんな自然そのものであるハーブボールに触れれば触れるほど、私たちはよりシンプルに、自然体で生きたいと願うようになるでしょう。

　また、私たち（人間）は自然の一部であり、自然の力を借りて生きていることにも改めて気づかされます。植物が持つエネルギーをそのまま享受できるハーブボールは、現代を生きる私たちの生き方や価値観にまで気づきと影響を与えてくれます。ぜひハーブボールを通じて、内なる変化を感じてみてください。

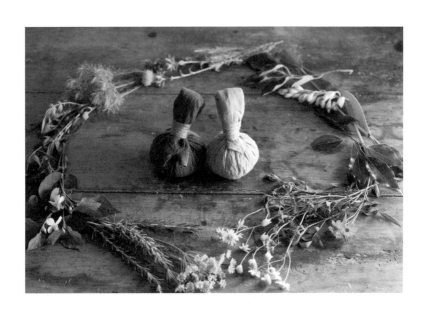

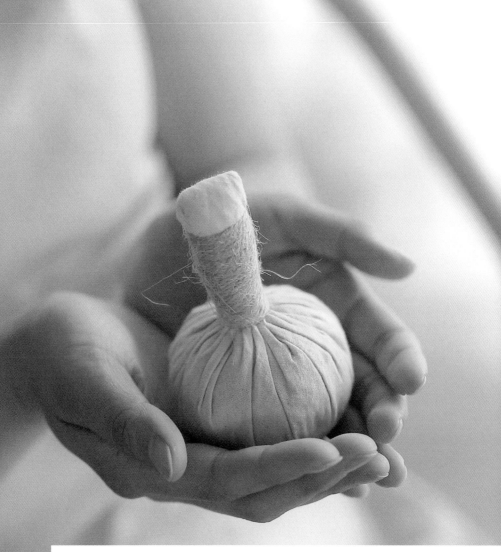

第 2 章　ハーブボールで触れる意味

「触れる」ことの効果とメカニズム

「ふわふわのタオルに触れると落ち着く」
「温かい温泉に入ったら気持ちがいい」
「ザラザラしたものに触れたら気持ちが悪い」

　私たちは、このような体験を日々繰り返しています。

「皮膚」には、体外からの異物侵入や体内からの体液流出を防ぐ「防御機能」、温かい・冷たい・痛いなどの環境変化を感知する「感覚機能」があります。特に「感覚機能」には、「ふわふわ」「ざらざら」という情報を感知するだけではなく、「落ち着く」「気持ちが悪い」といった「感情」も認識する機能が備わっています。

　近年の研究で、皮膚には快・不快や、安心感・嫌悪感といった感情と深い関わりがある「C触覚線維」という神経があることがわかりました。C触覚線維は有毛部に存在するとされ、皮膚表面を触れる時に生じる毛の「振動」を感知しています。

　C触覚線維からの情報は、呼吸や血圧など生命活動の根幹を司る「脳幹」、自律神経やホルモンの調節をする「視床下部」、感情に関わる「扁桃体」、情動に関わる「島皮質」などに伝えられます。

　また、C触覚線維が刺激されることで生じる「心地よい」という「快」の感情には、特に自律神経の交感神経と副交感神経のバランスを整える効果があることがわかっています。逆に、C触覚線維に不快やストレスを感じるような刺激を与えると、私たちの体からはストレスに対抗するためのホルモンが分泌されます。それにより、ホメオスタシス（P22参照）が崩れ、私たちの心と体に悪影響をもたらします。

　つまり、C触覚線維にどのように「触れる」か「触れられるか」によって、私たちの心と体の反応も変わるということになります。

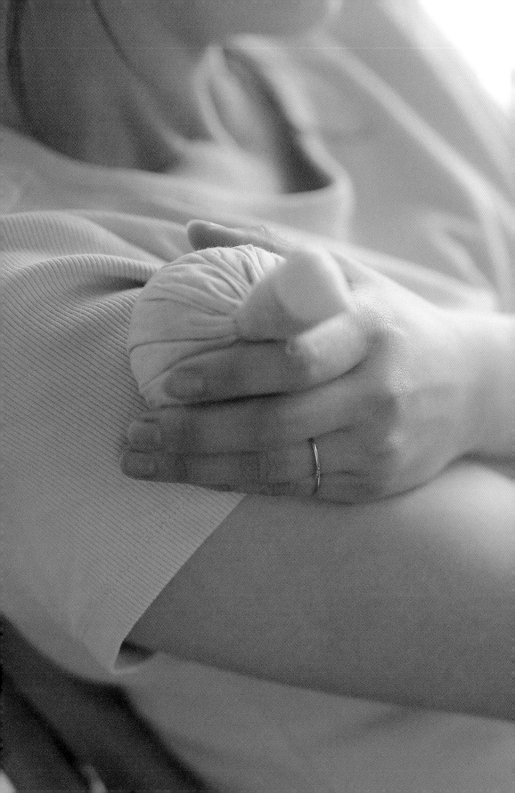

ハーブボールで触れること

　タッチングの研究者である桜美林大学教授の山口創氏と以前対談した際に、「C触覚線維」は以下のポイントで触れることで「心地よい」という快の感情を示すことをお聞きしました。

- ●赤ちゃんをなでるようなゆっくりとしたスピード（約5cm／秒）で触れる
- ●弱すぎず、強すぎず、触れる対象者が好む適度な圧で触れる
- ●柔らかい感触のもので触れる
- ●広い面で優しく包み込むように触れる
- ●温かいもので触れる

　まさに「ハーブボールのことだ！」と思われたことでしょう。ハーブボールは、柔らかくて優しく包み込まれるような感触と温かさが特徴です。また使用する際は、ゆっくりと自分が心地よいと思うスピード・リズム・圧であてていきます。

　また心地よいと感じる刺激は、幸せや癒しを感じる「オキシトシン（幸せホルモン）」の分泌も促します。オキシトシンは「香り（嗅覚）」の作用でさらに分泌が活発化するとも言われています。自分が好きな香りのハーブボールを使えば、「嗅覚」と「触覚」のダブル刺激で、さらに心と体がリラックスし、ストレスを軽減することができるでしょう。

ハーブボールで触れられること

　幸せや癒しを感じる「オキシトシン」はセルフケアでも分泌しますが、相手に「触れられる」「触れ合う」ことでさらに活発に分泌することがわかっています。自分が信頼できる相手（家族・友人・パートナー等）から「触れられる」、互いに「触れ合う」ことで、より強い安らぎや結びつきを感じ、相手への信頼感が増すと言われています。

　特に「ハーブボールで触れられる」醍醐味を味わえるのは、セラピストによる施術でしょう。ハーブボールの温かさ・香り・柔らかさ・広い面で包み込まれる感覚、そしてセラピストの独特なタッチとリズムによって、「自分が大切にされている」感覚を味わうことができます。

　自分がどう生きるか、どう生きたいかが大切だとされる現代、客観的に自分を知り、自分という存在を再確認することはとても重要です。圧倒的な安心感と包容力があるハーブボールの施術は、自己肯定感を高め、「自分の人生を生きたい！」と願う私たちの背中を力強く押してくれる体験となるでしょう。

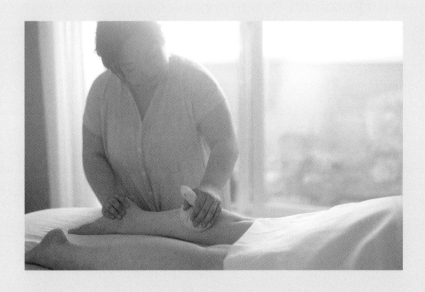

ハーブボール体験談

　自宅やサロンなどでハーブボールを定期的に使用している30代〜60代を対象に、心と体にどんな変化があったのか、アンケートを取りました。特に多かった声をご紹介いたします。

呼吸が深くなった

肩こり、腰痛、
神経痛が改善した

眠れるようになった
眠りの質がよくなった

自分が好きになった

冷えがなくなった、
減った

妊娠中、産後の
ケアに役立った

更年期の症状が緩和された
（ホットフラッシュ、めまい、うつ等）

むくみが取れた
便秘が改善された

疲れにくくなった

代謝がよくなった、
体温が上がった

頭痛、めまいが
なくなった、減った

自分らしく
生きられるようになった

マイナス思考、ネガティブ思考から
前向き、ポジティブな思考になった

痩せた

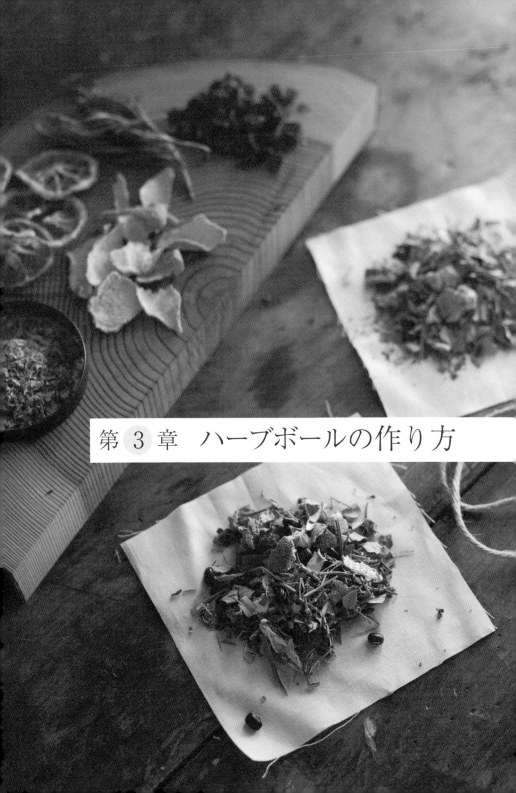

第 3 章　ハーブボールの作り方

ハーブを選ぶ

ドライハーブ

　ハーブボールは、フレッシュハーブを使って作ることも可能ですが、品質が安定しているドライハーブを使うのが主流です。

　ドライハーブは、年間を通じていつでも入手できることが一番の利点です。スーパーやインターネットなどで国内外の多種多様なハーブを簡単に揃えられることも魅力でしょう。またドライハーブはフレッシュハーブよりも有効成分が凝縮されています。よりハーブの効能を求める場合は、ドライハーブを使うとよいでしょう。

　ドライハーブは、高温多湿を避けた冷暗所で保管すれば長期保存（半年～１年）もできます。最近の日本は暑さと湿度が高い時期が長いので、保存する際は乾燥剤を入れた遮光性の高い密閉容器に入れて保存するようにしましょう。ただしドライハーブにも鮮度があります。ハーブの劣化を防ぐためには、一度に大量購入して保管するよりも、色と香りがよいベストな状態のハーブをこまめに購入することをオススメします。

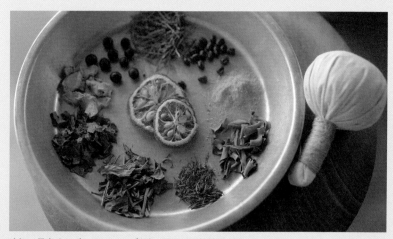

適切に保存すれば、ドライハーブも色がきれいな状態のまま

フレッシュハーブ

　ドライハーブよりもフワフワで柔らかい感触と、新鮮でパワフルな香りやエネルギーを楽しむことができるのがフレッシュハーブの魅力です。

　ただ、フレッシュハーブは「旬」があるため、多種類のハーブを一度に揃えることが難しく、使用期間も限定されます。またフレッシュハーブは水分を多く含むため、ハーブボールにすると水分が出やすく、冷めやすいという特徴があります。皮膚に水分が多く触れると気化熱でより寒く感じますし、着衣で使用する場合は衣服にハーブエキスが付着しやすくなるので注意が必要です（P50参照）。フレッシュハーブを使用する場合は、ドライハーブとブレンドして作成すると潰れにくくなり、扱いやすくなります。

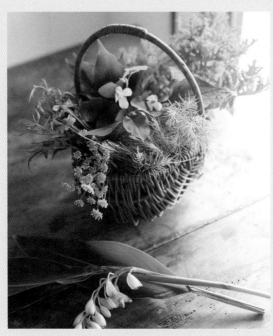

エネルギッシュな
フレッシュハーブたち

ハーブ選びのポイント

　私がハーブを選ぶ際に大切にしていることがあります。

　それは「自分」にも「地球」にも優しく、そして「循環」しているかどうかです。

　ハーブボールを通して植物の恩恵を頂く私たちの心と体が健康で幸せであるためには、大前提として、植物の恵みを育む「地球」自体が健康で幸せでなければなりません。環境汚染されたり、農薬が撒かれたり、乱獲されたりと、地球が喜ばないものは私たちの心と体も喜びません。

　植物（地球）の恵みを頂いた私たちが元気になり、使い終わったハーブボールの中身は、感謝の気持ちを込めて、また土（地球）に還します。私たち自身も地球も、双方にとって幸せな状態で循環し合えるようなハーブ（オーガニック・無農薬・農薬不使用・残留農薬検査をしているハーブ）を、私は選ぶようにしています。また、食べられる品質の安心安全なハーブを選ぶことで、子供からご年配の方まで、どなたでも安心して使えるハーブボールになります。神経質になり過ぎてしまう必要はありませんが、できるだけ地球も私たちも笑顔になれるハーブを使いましょう。

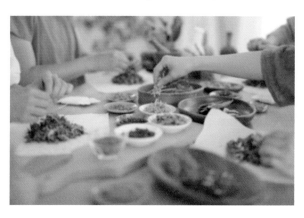

こうしたポイントを意識して選べば、ハーブは国産でも海外産でもどこでもかまいません。鮮やかな色と香りが特徴の海外産ハーブも魅力的ですが、日本にも昔から慣れ親しんできたハーブ（薬草）がたくさんあります。

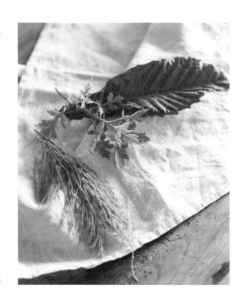

昔から日本では、お茶やお風呂、化粧品や染色など、身近なハーブを生活の一部として活用してきました。

「身土不二（生まれついた風土のものが自分の体に最も合う）」という仏教用語もあるように、私たちが日本で採れたハーブを使うことは、気候や体質にも適しており、心身への親和性が高いと感じています。

長野で生まれ育った私は、幼い頃から日本のハーブ（よもぎやどくだみ等）は身近な存在で、ハーブボールを始めた当初から日本のハーブを使ったハーブボールを作ってきました。日本のハーブは私たちにとって、懐かしくて穏やかな香りが特徴です。そのため香りが苦手な方にも好まれ、老若男女から人気があります。食品や化粧品等にも使われており、日頃から馴染みがある方も多く、禁忌やアレルギーのリスクが少ないという点も利点です。

身近にある日本のハーブたちも、ぜひハーブボールに活用してみてください。

ハーブの入手方法

専門店、ネットなどで

　ハーブはスーパーや輸入食品店、ハーブ専門店やインターネットなど、様々な場所で購入可能です。シングルハーブティーを購入して自分でブレンドすることも、すでにブレンドされているハーブティーを買ってそのまま活用することもできます。ハーブ農家さんから直接購入したり、旅先で見つけたハーブティーを活用するのもよいでしょう。

　ここでは、私がオススメするハーブ専門店や農家さんをご紹介します。

●**W*ARoMa HERB**（ワロマハーブ）
https://waromaherb.com
私のオリジナルブランドです。
ハーブボールや作成キット、各種ハーブが購入できます。

● enherb　**https://www.enherb.jp/**

● 生活の木　**https://www.treeoflife.co.jp/**

● カリス成城　**https://www.charis-shop.com/**

● VOXSPICE　**https://voxspice.jp/**

● グリーンフラスコ　**http://www.greenflask.com/**

● ナチュラルマルシェ ソヨソヨ　**https://soyosoyo.base.shop/**

● 開聞山麓香料園　**https://koryoen.com/**

● 阿蘇薬草園　**https://asoyakusouen.co.jp/**

● 山下薬草店　**https://www.yakusou-ten.com/**

● 山辺果樹園　**https://www.yamabe-kajuen.jp/**

庭やベランダで栽培して

　自宅の庭やベランダで栽培したハーブを活用することも可能です。ローズマリーやミント、バジルなどのキッチンハーブや、庭にある枇杷や柿などの葉も活用できます。フレッシュのまま使う場合は、洗ってからキッチンペーパーで水分を取れば使えます。ドライにする場合は、直射日光が当たらない風通しがよい日陰で乾かすと、色も香りも残りやすくオススメです。量が多い場合はスワッグのように束ねて干すと乾きやすくなります。

　乾燥のポイントは、しっかり中まで乾燥させること。湿度が高い日本では少しでも水分が残っているとカビが生えてしまいます。心配な場合は、フードドライヤー等を活用するとよいでしょう。

　また手軽な方法として、食べ終わった後のみかんの果皮や、香りがまだ残っている状態のハーブティーの茶葉も使えます。使用する場合は、乾燥させてから他のハーブとブレンドしてください。捨てていた物もエコに活用しましょう。

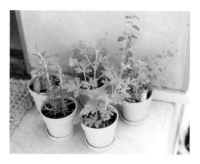

（上）ローズマリーやミントなど、自宅で栽培したハーブを活用
（下左）みかんの中身は美味しく食べて、果皮は干して材料に
（下右）ハーブティーやお茶を再利用してもOK

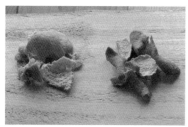

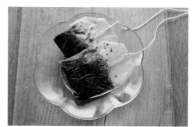

布と紐を用意する

　ハーブボールの作り方は目的や使用する対象によって様々です。ここでは、セルフケアや、ご家族等と一緒に使用するレベルで、初心者の方でも簡単に作れる方法をご紹介します。

布の選び方

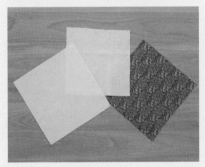

左から、シンプルな白い生地、
ダブルガーゼ、柄がある生地

　肌触りがよい綿100%の生地、またはダブルガーゼの布がオススメです。またハーブボールは使用するたびにハーブのエキス（色）が布に付きます。私は、あえて無地の白い布を使用し、植物染めのようなハーブの色合いも楽しんでいます。布を選ぶ際は以下の点にもご注意ください。

【素材】ハーブボールを電子レンジで温める場合があるため、発火しやすい素材（ナイロンやポリエステル等）やラメが装飾されているような生地は避けてください。

【布の厚さ】目が粗くて薄い生地は、布目からハーブが外に出やすく、肌を傷つける可能性があります。逆に生地が厚めだと、ごわごわして作成しづらく、肌当たりも心地よくありません。薄すぎず、厚すぎない適度な厚さの生地を選びましょう。

【色落ち / 糊】見た目が可愛い色や柄入りの生地は、色落ちする場合があります。また新しく購入したばかりの生地には糊が付いている場合があります。その際は、作成前に水洗いしてから使用してください。

布の大きさ

体用は25〜30cm角、
目や顔用は15〜20cm角くらい

作成したいハーブボールの大きさや使用するハーブの形状によって、布のサイズは変わります。ご自分が使いやすいサイズで作成してみてください。

紐の選び方

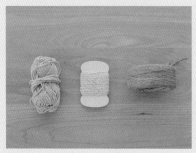

左から、毛糸、タコ糸、麻紐

毛糸、タコ糸、麻紐が扱いやすくてオススメです。
紐の長さは作成するサイズと巻き方によりますが、1個につき130〜150cmほど使用します。

【毛糸】ラメ入りや毛羽立つ素材のものではなく、シンプルなものがよいでしょう。

【タコ糸】料理用のタコ糸でOK。太くて硬いタコ糸は手を傷めるので注意してください。

【麻紐】園芸やアウトドア用は、異物の付着や繊維の抜け落ち等がある場合があります。ラッピングや手芸用の麻紐を選びましょう。

ハーブボールを作る

　ここで紹介する作り方は、1個当たり約50g前後の体用のハーブボールです（グラム数は乾燥ハーブの重量です）。ハーブは形状や種類によって嵩が変わりますので、グラム数は目安としてください。体用のハーブボールは、ボール部分が自分の手の握りこぶしより少し大きめくらいがオススメです。目や顔用は1個当たり約15g前後で、自分の目にボール部分をあてた時に心地よい大きさがオススメです。

　使用するハーブの比率は、全体の6～7割がハーブ類、残りの3～4割が豆類（小豆・黒豆など）になります。ハーブだけで作ると冷めやすく潰れやすいハーブボールになります。豆類も使用することで、保温性が高まるだけでなく、潰れにくくて使いやすいハーブボールになります。

　また、塩も一緒に入れることで冷めにくく、腐りづらいハーブボールになります。さらに浸透圧の働きでハーブの有効成分を外へ出しやすくしますので、よりハーブの香りもエキスも堪能できます。塩の効果が長持ちするように、粒が大きいものを使用するとよいでしょう。岩塩・海塩どちらでも使用できますが、天然塩を使いましょう。

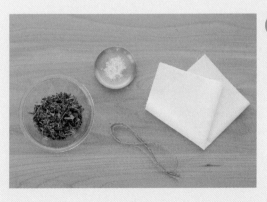

用意するもの

● ハーブ、豆
● 塩
● 布
● 紐

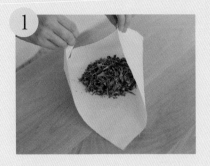

1 布の中心にハーブを置きます。茎・枝の硬い部分と柑橘類の果皮は小さめに、柔らかい葉や花は包みやすい大きさに手で細かくちぎります。豆類と塩を入れ、すべてが均等になるように混ぜたら、布の四隅を中央に寄せます。

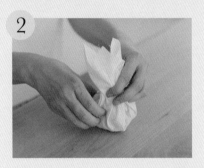

2 あまった布の端も中央に寄せます。

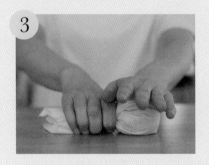

3 利き手側でボール部分、反対の手で布を束ねた根元部分を持ちます。ボール部分を手で揉み、ハーブを馴染ませます。
ハーブボールを横に倒し、手のひらで机に押し付け、前後に転がしながら、さらに潰します。

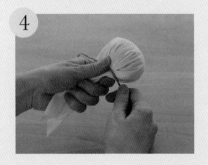

4 てるてる坊主を作るように、ボール部分をしっかり固めます。ボール表面を触り、硬い部分があれば爪で内側に押し込みます。
紐の片端を10cmほど残し、ボールの根元の部分を2回紐で巻きます。

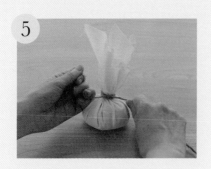

紐がほどけないように、
2回根元で結びます。

POINT

セルフケア用はボール部分を柔ら
かめに作ると、包み込まれる感覚
が味わえてオススメです！ボール
部分が石のようにカチカチの場合
は硬すぎるので、少し緩めてみて
ください。

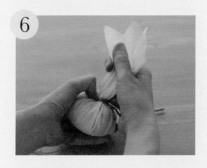

結んだ紐の部分を指で押さえ、布
の端を引っ張ります。ボール部分
のしわやたるみが取れ、ボール部
分が丸くきれいになります。

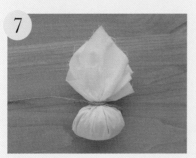

4枚の布端の中で一番大きい布を
下にし、順に残りの3枚の布を重
ねます。
できるだけ凹凸にならないように重
ねてください。

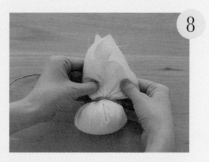

一番大きい布以外の3枚を片側に
集めます。
右利きの方は左側に、左利きの方
は右側に3枚を集めると包みやす
くなります。

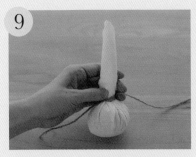

9

残した大きい布で片側に集めた3枚を1本の棒になるように包みます。

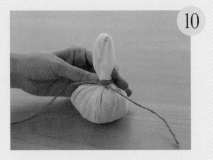

10

半分に折ると持ち手の部分になります。

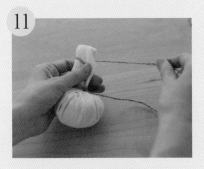

11

持ち手を安定させるために、長いほうの紐で上から下に向かって紐を巻きます。

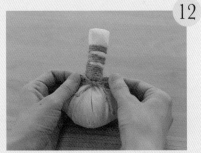

12

根元まで巻いたら、2回結びます。糸端を切ったら完成です。

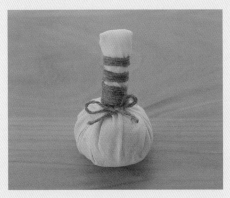

完成

写真のように糸端を長めに切り、リボン結びにしてもOK です。

Column 02	飾っても可愛いハーブボール

　コロンと丸くて、見た目にも可愛いハーブボール。
通常はセルフケアやご家族等のケアに使用しますが、飾って楽しむことも可能です。ハロウィンやクリスマス、お正月や雛祭りなど、季節の行事やイベントに合わせて、ハーブボールをデコレーションしてみましょう。しばらくは見て楽しみ、行事やイベントが終わったら使って楽しむ。ダブルでハーブボールを満喫してください。

※ハーブボールを飾る場合は、塩を入れずにドライハーブのみで作成してください。塩を入れた状態で飾ると、空気中の湿気を含んでカビやすくなります。使用時に塩を入れて使用してください（P46参照）。

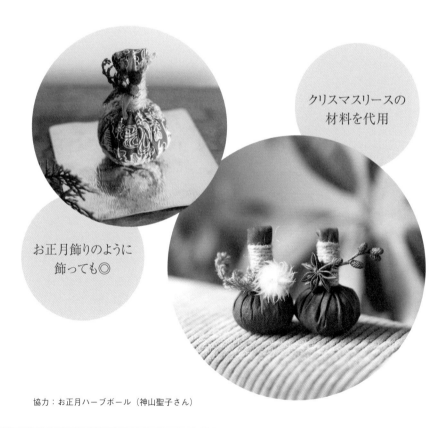

クリスマスリースの
材料を代用

お正月飾りのように
飾っても◎

協力：お正月ハーブボール（神山聖子さん）

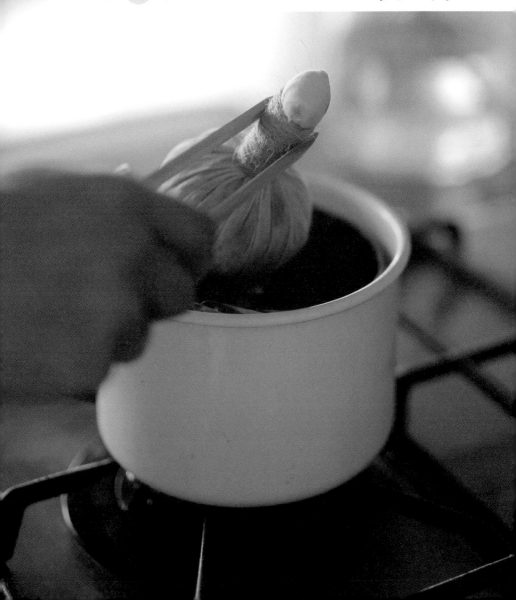

第 4 章　ハーブボールの使い方

ハーブボールを温める

ハーブボールを温める前に、事前準備をしましょう。

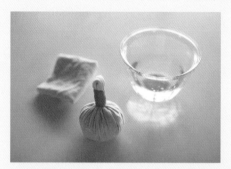

●ハーブボール
●汚れてもよい布巾（ハンカチ、薄手のタオルも可）
●水を入れたボウル（ハーブボールのボール部分が浸るくらい）
●塩（ハーブボールに塩を入れて作成していない場合のみ。小さじ1杯程度）

　水が入ったボウルに、ハーブボールを入れます（塩を使う場合は、先に塩を入れて溶かします）。ボールの中心まで水が染み込むように、ボール部分をしっかり揉みながら浸します。

　ハーブボールを持ち上げた際に、ボールの中心部分から水が垂れてくればOKです。ハーブボールを浸した後の水は、お風呂や足浴に利用できます。

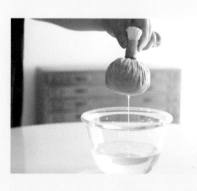

※注意：水分が少ないと電子レンジを使用する場合に発火する恐れがあります。しっかり水分を含むように濡らしてください。また、持ち手部分を濡らすと温めた後に熱くて持ちづらくなりますので、持ち手部分は濡らさないように注意しましょう。

A. 電子レンジで温める方法

　ボール部分の水気を軽く絞ったら、ボール部分をラップで包みます。耐熱皿にのせて、体用は600Wの電子レンジで1分、顔用は30秒ほど温めます。温度が足りない場合は、10秒ずつ様子を見ながら追加で温めてください。また、調理用の密閉容器を使って温めることも可能です。密閉容器を使用する際は、ラップをせず、水気を切った状態のハーブボールをそのまま入れ、蓋を少し開けた状態で温めてください。

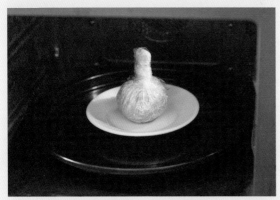

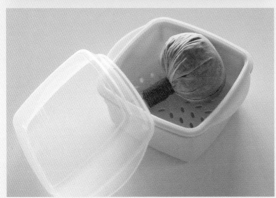

※注意：オート機能、1000W等の出力設定は発火する恐れがありますので避けてください。
70g以上の大きいサイズのハーブボールを温める場合は、電子レンジでは温まりづらいため、蒸し器を使って温めましょう。

B. 茹でて温める方法

　　水気を切った状態のハーブボールを湯煎調理に使用できる袋に入れます。袋の口をしっかり縛り、袋の中に水が入らないようにします。お湯が沸騰したら、袋ごと入れて2分ほど茹でます。

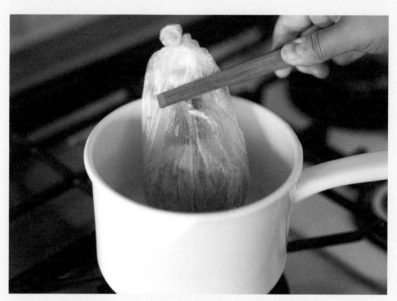

※注意：袋が溶ける場合があるので、必ず湯煎調理可能な袋を使用しましょう。

C. 蒸して温める方法

　　水気を切った状態のハーブボールを蒸籠や蒸し鍋に入れ、10分ほど蒸します。

　　蒸籠や蒸し鍋を使って温める方法が、中まで熱が入りやすく、ハーブボールが一番温まります。しっかり温めるとハーブボールの熱が冷めづらくなるので、寒い時期は蒸して温める方法が一番オススメです。

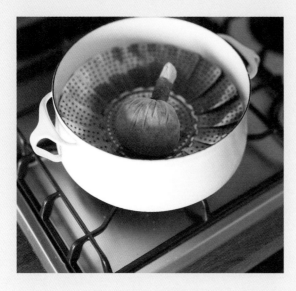

最近は、蒸し野菜やゆで卵を作る際に使用する便利な調理用家電
もあります。手軽に使えて便利なので、ぜひ活用してみてください。

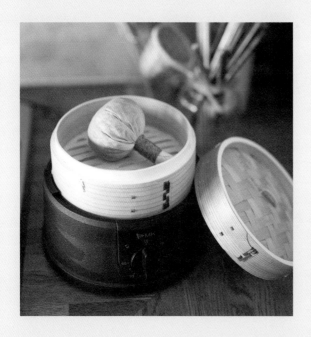

使用時の注意事項

●温めた直後のハーブボールは素手で持てないくらいの熱さになります。ハーブボールを取り出す際は、やけどに注意しながら、必ず汚れてもよい布巾等を使用してください。布巾には、ハーブエキスが付着しますので、汚れてもよいものを用意しましょう。

●取り出したばかりのハーブボールは蒸気に包まれています。ケアする前に、布巾等を使って、ハーブボールの周りについた余分な水分を取り除いてください。水分を取らずに使用すると、衣服にハーブエキスがつきやすく、衣服が汚れてしまう恐れがあります。心配な場合は水分を取った後も、ボール部分に布巾等をあてた状態でケアしてください。また肌に直接あてて使用する際も、水分がある状態のままだと、肌が濡れて、気化熱で寒く感じてしまいます。快適に使用するために、余分な水分は取るようにしましょう。

●アレルギーが心配な方は、腕の内側や足首の内側に少しあてて様子を見てください。かゆみや赤みが出る場合は、すぐに使用をやめ、あてた部分を洗い流してください。

●ハーブボールに直接精油（エッセンシャルオイル）を垂らす、作成時にハーブに精油をかけて使うという記事を見たことがありますが、精油の原液が直接肌に触れることは大変危険です。ハーブボールに精油は必要ありませんので、絶対に使用しないようにしてください。

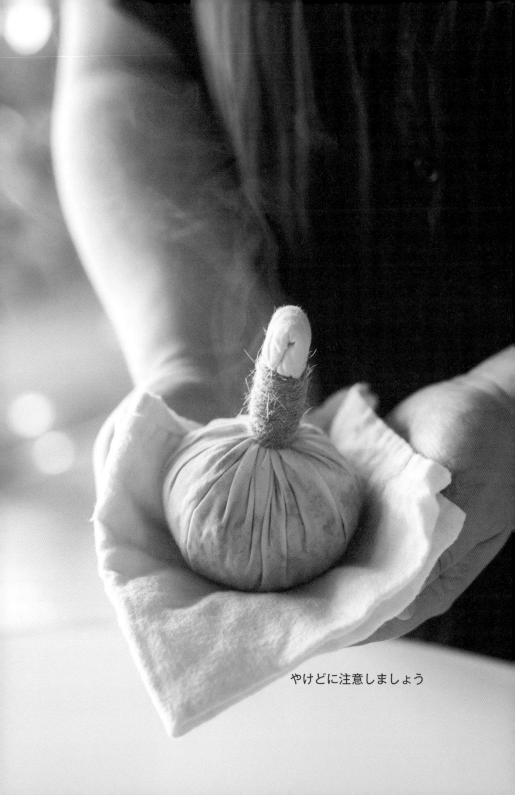

やけどに注意しましょう

保存方法

使用後放置は NG

　ハーブボールを使用したことがあるという方から「ハーブボールがカビてしまった」と聞いたことが何度かあります。一度使用して濡れた状態のハーブボールは、カビが発生する恐れがあるので、そのまま部屋に置いた状態で保存することはオススメできません。防腐剤を使用していない食べ物と同じですので、丁寧に扱いましょう。

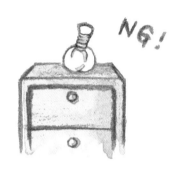

冷蔵庫・冷凍庫で上手に保存

　週に２〜３回以上使用する場合は、冷蔵庫保存が便利です。ケアし終わった後、ハーブボールの熱が冷めたら保存袋に入れて保管してください。その際は冷蔵庫内の匂いが移らないように、密閉できる袋を使いましょう。また、しばらく使用しない場合は冷凍庫保存も可能です。使用する際は自然解凍した後、通常通りに温めてから使用してください。ただし、冷凍庫保存後のハーブボールは温めた際に水分が出やすくなるので注意してください。

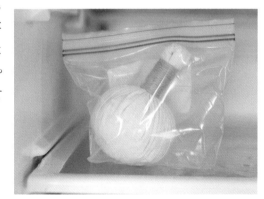

乾燥させて再利用も

　手軽な保存方法は冷蔵庫ですが、冷蔵庫に入れたまましばらく使用しないと、食べ物と同じように腐ってしまう恐れがあります。また何度か使用した後、ハーブの香りが薄くなったのでハーブを追加したいという方もいるでしょう。その際は、乾燥がオススメです。ボールのまま吊るすのではなく、布を開いて直射日光が当たらない風通しがよい場所で乾燥させてください。カラカラに乾燥した状態になれば、未使用の状態と同じように保管できます。長期保管したい場合は、乾燥して保存しましょう。

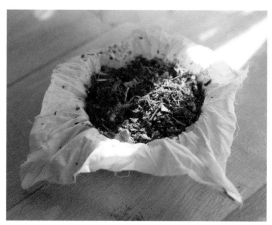
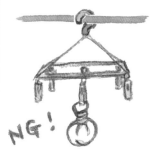

適切保存で長く楽しもう

　未使用のハーブボールは高温多湿を避けた冷暗所で保管すれば2年ほどもちます。一度使用したハーブボールは、使用状況と保存状況によりますが、香りがなくなるまで10回ほど使用することができます。何度も楽しめるように、適切な方法で保存しましょう。

ハーブボールの再利用

　ハーブボールは一度使って終わりではなく、お好きな方法で再利用できます。ここでは、私のオススメ方法をご紹介します。

【入浴剤】何度か使用して香りが薄くなったら、湯船にポンと入れて「ハーブバスボール（入浴剤）」として活用できます。オススメは、電子レンジ等でアツアツの状態に温めてから湯船に入れること。湯船に浸かりながら顔や体など好きな場所を温めたり、ほぐしたりすることができます。冷めてきたら、湯船の中でハーブボールを揉むと、ハーブエキスがじわじわと出てきます。芯から温まり、リラックスすること間違いなしです。

※浴槽に入れる場合は、ハーブの成分で浴槽が着色する恐れがあります。使用後は必ずお湯を捨てるようにしてください。

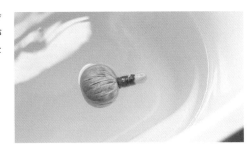

【アイスハーブボール】使用後のハーブボールを冷凍庫で保管して、発熱や日焼けなど、熱を持つ患部を冷やしたい時に冷却剤としても活用できます。冷やすと香りは薄いですが、ノンケミカルな冷却剤として、ご家庭に1個あると便利です。

【肥料】入浴剤として使った後や何度か使用して香りが薄くなったら、植物の肥料として再利用できます。地球に還せるハーブ（P34参照）を使うと、ハーブボールの中身は土に還せます。美味しい野菜や元気なハーブが育って、また私たちに植物の恩恵が循環されます。

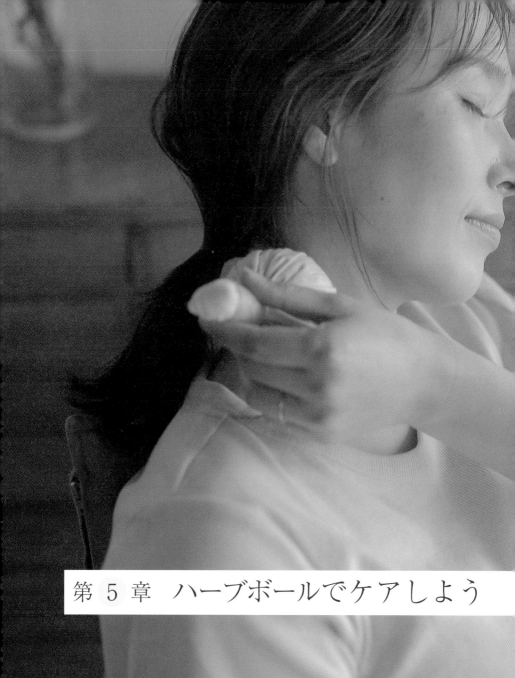

第 5 章　ハーブボールでケアしよう

1. 準 備

●ラクな服装でリラックスしやすい時ならいつでも OK

　ハーブボールは直接素肌にあててケアすることで、蒸気に包まれた温かさと柔らかさを存分に味わうことができます。衣服を着たままでもケアできますが、ハーブエキスが付着する恐れがあるので、汚れてもよい衣服でケアしましょう。また、ハーブボールに体重をかけて使う場合（座る、寄りかかる等）は、ボール部分に汚れてもよい布巾等を巻いて使用すると汚れの心配なく安心してケアできます。

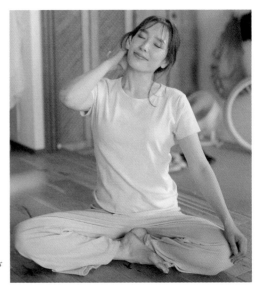

素肌を出しやすく、締め付け感が
ないゆったりとした服装で

　オススメするタイミングは、お風呂あがりの就寝前です。お風呂あがりの肌を出しやすいタイミングで素肌に直接あててケアします。お風呂に入る前にケアしてしまうと、素肌に残ったハーブエキスが洗い流されてしまいます。ハーブエキスと香りをまとったまま就寝することで、よりリラックス度が高まり、さらに質のよい睡眠につながります。

知っておきたい好転反応

　ハーブボールでケアした後は、温泉やサウナに入った後のような感覚に近いかもしれません。体の芯から温まり、ハーブの香りと成分が体の中を巡ります。そしてどんどん呼吸が深くなり、全身の力が抜けて脱力しやすくなります。

　ハーブボールでケアすることで自律神経・ホルモン・免疫のバランスが整いやすくなりますが（P22参照）、本来のバランスに戻す過程で、好転反応として様々な反応が現れる場合があります。好転反応は人によっても、時と場合によっても症状や程度が異なりますし、出る時もあれば出ない時もあります。

　私の経験上では、病名がつかないけれど日々の生活で支障があるような箇所(自分の弱い部分)に反応が出る傾向があります。例えば、眠りが浅い人はだるい・眠いなど、便秘がある人はガスや便が出るなどの反応です。過去に体験された方々の中で、特に多い反応が以下になります。

> だるい／眠い／頭痛／めまい／吐き気／げっぷが出る／
> ガスが出る／生理が始まる／尿量が増える／尿の色が濃くなる／
> 吹き出物が出る／涙が出る／喜怒哀楽が激しくなる　等

　心身の疲労や不要なものを排出して、本来のバランスに調整しやすくするために、ハーブボールでケアした後は、白湯や温かいハーブティーを多めに飲み、ゆっくり過ごしてください。いつもよりもたっぷり睡眠をとることで、翌日の朝には好転反応はスッキリなくなり、改善されているでしょう。

※注意：好転反応は、ほとんどの方が翌日～3日ほどでおさまりますが、それ以上続く場合は好転反応ではない可能性があるのでハーブボールの使用をすぐにやめて、専門家や専門医に相談してください。

2. 基本のあて方

　温めた直後のハーブボールは素手で持てないほど熱い状態ですが、時間が経つにつれてハーブボールの温度は変化し、どんどん冷めていきます。ハーブボールでケアする際は、ハーブボールの温度によって、体にあてる場所やリズム、圧を変えていきます。

　ここでは簡単で気持ちがいい基本のあて方をご紹介します。

ポンポン

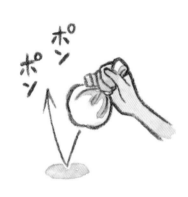

　温めた直後の一番熱い状態の時に、ポンポンとスタンプを押すようにあてます。温度が熱いので、圧は弱めに、リズムは速めにあてましょう。温度に敏感な場所（顔、お腹、足や腕の内側、会陰部、皮膚の薄い場所）は避けてください。また同じ場所に長くあてたり、強くあてるとやけどの恐れがありますので注意しましょう。

ぐるぐる

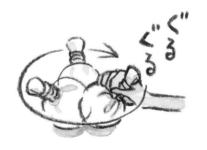

　少しハーブボールの温度が下がったら、ゆっくり円を描くように鎖骨や膝などの骨や関節の上にぐるぐるとあてます。関節には感情が溜まると言われています。溜め込んだ感情をリリースしたい時は、ハーブ

ボールで関節を緩めてみましょう。ボールの丸い部分全体で優しく
包み込むようにあてるとさらに心地がよいでしょう。

じわ〜

　温度がさらに下がったら、ご自分の好きな場所にじわーっと長く
あててみましょう。特に痛みがある部分や体を動かした時に張りを
感じる部分に長めにあてると、中まで熱が入り、緊張が取れやすく
なります。深呼吸しながら行うとさらに効果的です。

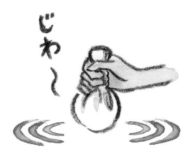

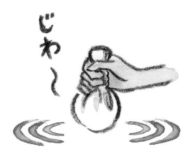

【NGなあて方】
× 熱い温度の時に強くあてる、同じ場所にあて続ける
　　→やけどの恐れがあります
× 肌に擦りつける　→肌を傷つける恐れがあります
× 熱い温度の時以外に、速いスピードでポンポンあてる
　→呼吸が速くなってしまい、リラックスしづらくなります。
　温度が下がってからあてる場合は、深呼吸ができるスピードで
　あてましょう

3. 冷めてからのあて方

　熱い温度のハーブボールで体がシャキッと覚醒する感覚も気持ちがいいですが、温度が下がったハーブボールでゆっくりケアすると、半睡半覚のような深いリラックス感が味わえます。また温度が下がったハーブボールは、手を動かし続ける必要がなく、何かをしながらでもケアできるので、想像以上に簡単です。

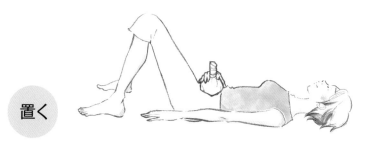

置く

　就寝前に横になった際やソファでゆっくりくつろいでいる時に、目の上や胸、お腹にハーブボールを置いてみましょう。手で持たなくてもハーブボールの面が広いので安定して置くことができます。置くことで、ハーブボールに触れている箇所がピンポイントに感じられて、ハーブボールの香りと温かさにより集中できます。

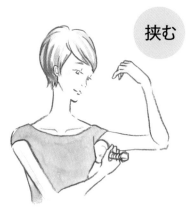

挟む

　脇の下や鼠径部、膝の裏はリンパが集中している箇所です。ハーブボールを挟んで温めることは、リンパが流れやすいとされるソフトな圧に該当するため、体の巡りを促すのにとても効果的です。また膝の裏は、膝に痛みや違和感がある方のケアにもオススメです。

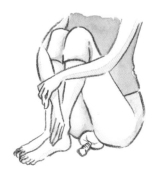

座る

　一番簡単で、一番体の芯から温まるケア方法です。体重がかかるのでボールに汚れてもよい布巾等を巻いた状態で行います。

　ボールが会陰部にあたるように座ります。よもぎ蒸しをご存じの方は想像しやすいと思いますが、会陰部から体の中心へとどんどん熱が入っていく感覚です。子宮が温まりやすいので、妊活や妊娠中、産後や更年期のケア、PMSや月経痛の痛みや不快感の軽減にとてもオススメです。

　また痔がある方や頻尿、膀胱炎も患部を温めることで症状が緩和されることがあります。位置を適宜移動しながら温めてみましょう。

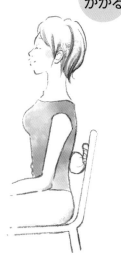

寄りかかる

　セルフケアする際に手が届きづらくて不便に感じる背中や腰のケアも、ハーブボールなら簡単。座る時と同じように、汚れてもよい布巾等を巻いた状態でボールの持ち手を折って使用します。

　就寝前に横になった際や、ソファや椅子の背もたれに寄り掛かる際に、ご自分がケアしたい背中や腰の部分にハーブボールがあたるように挟むだけで手が届きづらい場所もラクに温められます。

ハーブボール瞑想のすすめ

　ある日、嫌な言葉を言われ、ざわざわした心を落ち着かせたくてハーブボールを使ってみました。最初は言われた言葉が頭の中でぐるぐると巡り、不安と恐怖で自分の呼吸が浅くなり、体が硬直して冷たくなっていることに気づきました。次に、呼吸とハーブボールの感覚だけに意識を集中させてみました。「ミントの香りだ」「お腹が冷たくて硬いな」など、自分が「今感じていること」に集中していくと、体の緊張が取れ、指先が温かくなり、呼吸がさらに深くなって、いつのまにか頭も心も空っぽになっていました。

　私たちの思考は過去・現在・未来という時間軸を超え、現実と妄想を行ったり来たりしながら 24 時間フル稼働しています。そういう思考状態が続くと、本当は何を感じているのか、何をしたいのか、自分で自分のことがわからなくなってしまいます。

　そんな時には「ハーブボール瞑想」がオススメです。ハーブボールの温かさ（触覚）と香り（嗅覚）というわかりやすい刺激を使って、自分の内側へと意識を向けていきます。その際に注意することは「ジャッジをしない」こと。○○すべき、○○しなければならない等の思考は捨てて、今自分が感じていることだけに集中します。次第に呼吸が深くなり、今の自分を感じやすくなるでしょう。セルフケアは今の自分の状態を知ることから始まります。まずは「ハーブボール瞑想」を習慣にしてみませんか？

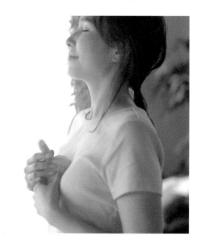

ハーブボールは
「私を生きる」ための応援団

　ハーブボールに出会う前の私は、「今」起きている事象を過去のトラウマと紐付けて、「だから私はダメなんだ」と自己否定する思考癖が強く、自分を守るための見えない「鎧」が分厚い壁となって存在していました。その「鎧」は、見栄やプライド、エゴや嘘が絡み合い、自分が思っているよりも厄介です。

　「ハーブボール瞑想」で自分と向き合う習慣ができてから、「今の自分」が感じていることを大切にできるようになりました。自分を主語にして考えることで、「自分はどうしたいのか」という基準が明確になりました。しかし、自分と向き合う工程は、簡単なことではありません。一番触れたくない扉を開けて、自分を守るために着けた「鎧」を一枚一枚剥いでいくわけですから、痛みが伴います。それでも乗り越えられたのは、ありのままの自分を受け入れ、認めてくれる圧倒的な包容力と安心感を持つハーブボールの存在でした。ハーブボールに出会えたことで、鎧を剥ぐことができ、本当の自分を取り戻すことができました。

　一度しかない人生、あなたはあなたのためにしか生きられません。そしてあなたの人生はあなただけのものです。ハーブボールを使ったセルフケアは、自分を知り、自分を認め、自分を愛することの大切さに気づかせてくれます。ハーブボールは、本当の自分を生きるために必要不可欠な「応援団」のような存在です。あなたも、ハーブボールを応援団にして、自分の人生を本気で生きてみませんか？

ペアでのケア方法

　信頼できる相手と触れ合うと、幸せホルモンのオキシトシンが分泌されます（P29参照）。とはいえ、近い関係性であればあるほど、恥ずかしくてなかなか触れ合えない、自分の想いを言葉で表現することすら難しいという方もいるでしょう。

　ハーブボールは直接相手に触れずにボールを介して触れるため、お互いに負担なくケアし合えます。また温かさ・香り・柔らかさという圧倒的な魅力のおかげで、お互いの緊張が取れやすく、言葉を交わさなくても通じ合えているような感覚になります。家族やパートナーと良好な関係を築きたい、何かしてあげたいという方に、感謝や愛情を伝えるコミュニケーションの一つとしても、ハーブボールは活用できます。

　ケアする際に注意していただきたいことは、自分と相手が心地よいと感じる温度が異なる点です。あてる際には必ず温度の確認をしてください。ハーブボールはどこにあてても気持ちがいいですが、肩や腰など自分では触れづらい箇所は特に喜ばれることでしょう。そして一番大切なことは、どんな想いでケアし合うかです。ハーブボール越しでも、イライラや面倒だなというネガティブな気持ちは伝わってしまいます。ハーブボールのように温かく優しく包み込むような気持ちで触れるようにしましょう。相手に対する感謝と愛情をぜひハーブボールをツールにして伝えてみてください。

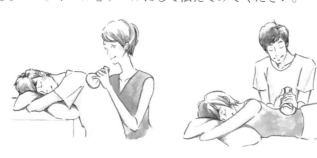

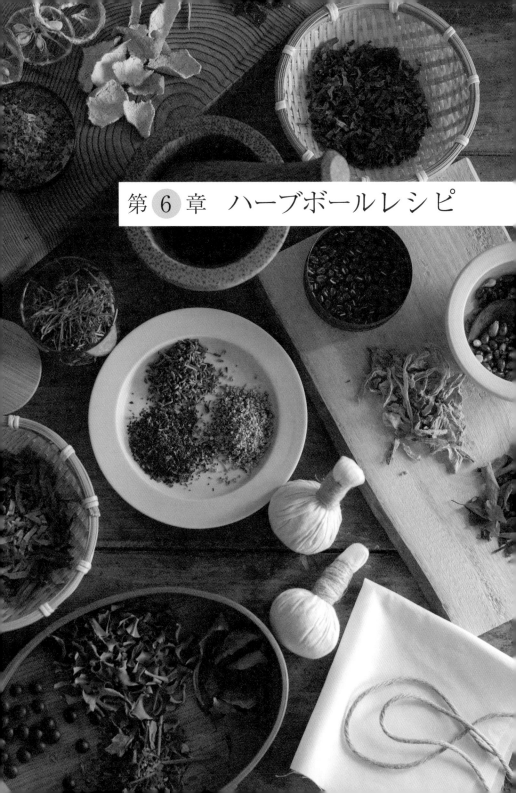

第 6 章　ハーブボールレシピ

Recipe 01

眠りの質を高める
リラックスハーブボール

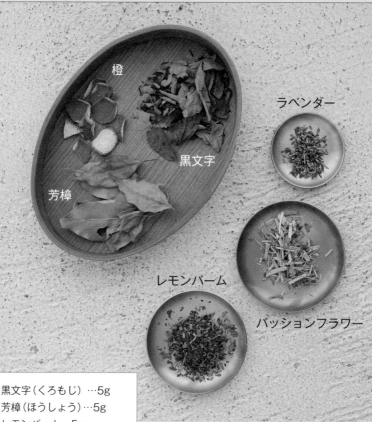

黒文字（くろもじ）…5g
芳樟（ほうしょう）…5g
レモンバーム…5g
橙（だいだい）…5g
ラベンダー…3g
パッションフラワー…2g
＋お好きな豆類…20〜30g

※グラム数はドライハーブでの計測値です。乾燥状態や形状によりグラム数は異なりますので目安としてください（94ページまで同様）。

ハーブボールを使用した方から、「睡眠の質がよくなった」「睡眠導入剤を飲まなくても眠れるようになった」という声を多く頂きます。その理由は、就寝前のハーブボールが良質な睡眠につながる「入眠儀式」になっているから。

心も体も忙しく、不安や緊張がある状態は交感神経が優位に働いています。その状態のまま就寝しようとすると、寝つきが悪い、眠りが浅い、何度も目覚めてしまう、早く起きてしまうなど、眠りのトラブルにつながります。そういう時こそ、就寝前にハーブボールでケアしてみましょう。

熱々のハーブボールではなく、少し温度が下がったハーブボールを使うことで、副交感神経が優位な状態に切り替わり、血圧や脈拍数が下がって呼吸が落ち着いてきます。

睡眠は、その日に蓄積した疲労や不具合をリセットし、翌日元気に過ごせるように心身を回復させる大切な時間です。ハーブボールを使った就寝前（30分〜1時間前）のリラックスタイムを習慣化してみましょう。

オススメのセルフケアポイント

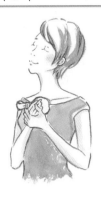

目を閉じて、胸（膻中）にハーブボールをあてます。息を吸う時にハーブボールの香りと温かいエネルギーを取り込み、息を吐く時は体中から1日の疲れや不要なモノが出ていくイメージで。呼吸は自律神経を自らコントロールできる唯一の方法です。いつのまにか呼吸が深くなり、緊張が取れているでしょう。

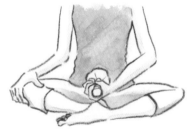

ハーブボールを小腸（お臍の下）にあてます。小腸は迷走神経と呼ばれる自律神経が多く存在しているため、小腸を温めることで自律神経の切り替え（交感神経→副交感神経）を促してくれます。温める際は腹式呼吸を意識して行うと、さらにリラックスするでしょう。

Recipe 02

潤いと弾力が蘇る
美肌ハーブボール

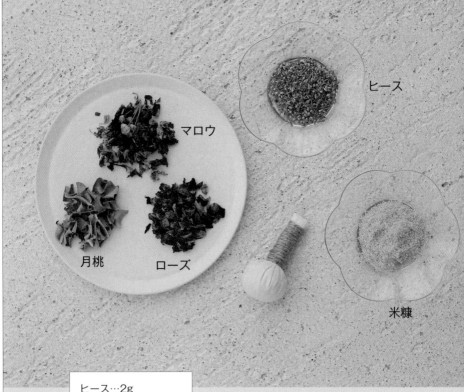

マロウ

ヒース

月桃

ローズ

米糠

ヒース…2g
ローズ…2g
米糠…2g
月桃（げっとう）…1g
マロウ…1g

洗顔後や入浴後にハーブボールを使ったフェイシャルケアをすると、血行がよくなり、顔色がパッと明るくなります。使い方は簡単！化粧水や乳液をつける前に、ボール部分でコロコロとリフトアップしたり、軽くタッピングするようにトントンと叩いて血行をよくしたり、シミやシワが気になる部分にじわーっとあてるだけ。ハーブボールの湿熱で肌も潤い、弾力があるモチモチ肌になります。

また化粧品の基材になるようなハーブを使用すると、さらに美肌効果が高まります。美白作用のあるアルブチンを含むヒース、日本で昔から洗顔料として使われてきたビタミン、ミネラルが豊富な米糠。肌を引き締め、老化を防ぎ、紫外線やストレスによる肌ダメージへの修復力があるローズと月桃。特にローズと月桃は、女性ホルモンのバランスを整える働きもあるので、ホルモンバランスの乱れによる肌荒れにも効果的です。ハーブボールでケアした後は、化粧水や乳液等でしっかり保湿すると効果が長持ちします。続けてケアしていくと、化粧ノリのよさや翌日の顔のスッキリ感が実感できるでしょう。

オススメのセルフケアポイント

頭と顔は1枚の皮膚でつながっているため、頭皮が硬いと顔がたるみ、血色も悪くなります。頭皮が硬い時は、ボールを横に倒して頭皮をコロコロと刺激するとほぐれやすくなります。また百会（両耳と鼻の延長線が交わる点）にハーブボールをあてて深呼吸すると全身の気が整い、血流がよくなって顔色が明るくなります。

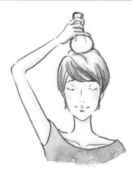

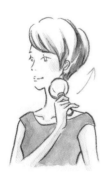

ボールを横に倒し、顎の先端から耳下腺（外耳道の前下方）に向かってコロコロと引き上げるようにほぐすと顔のむくみが取れ、輪郭がスッキリします。歯ぎしりや食いしばり（噛みしめ癖）がある方は咬筋（エラにある筋肉）が硬くなっています。ボールを垂直に当てて円を描くようにくるくるとほぐすと柔らかくなります。

Recipe 03

冷えにくい体を作る
温活ハーブボール

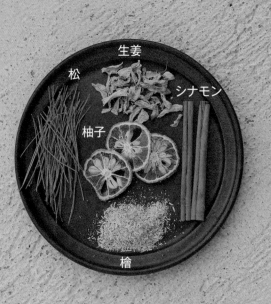

松
生姜
シナモン
柚子
檜

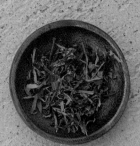

よもぎ

よもぎ…10g
柚子…10g
檜（ひのき）…5g
生姜…3g
松…2g
シナモン…1g
＋お好きな豆類…20〜30g

「冷え」は、手足の末端、下半身、お腹周り、全身など、症状が出る場所は様々です。それゆえ、自律神経の乱れ、女性ホルモン量の低下、不規則な食生活や運動不足、貧血など、出る症状によって様々な原因が絡み合って生じています。

　ハーブボールは、自律神経やホルモンの乱れによる冷えの改善が得意です。

　また、何かしらの原因で冷えが生じた後の自律神経やホルモンの乱れを整えることも得意とします。ハーブボールでのケアを習慣化していくことで冷えにくい体へと変化していきます。

　日本には昔から薬湯の文化があり、よもぎや柚子などを入れた湯に入り、体を温める風習がありました。特に柚子は、血流がよくなるだけでなく、副交感神経を優位にする作用もあり、リラックスするとともに、体温を上昇させてくれます。また香辛料や香料、防腐剤や薬として世界中で使われているシナモンには、血管を拡張させて血流をよくし、発汗を促す作用があります。スティックでもパウダーでも効果は同じなので、手軽に取り入れられる形状で使用してみてください。

オススメのセルフケアポイント

太い血管（動脈）を温めると血流がよくなり、全身が温まりやすいと言われています。太ももの内側にも動脈が通っているので、ハーブボールを挟んで座る（P61参照）ケアが簡単でオススメです。両手が自由な状態で効率よく全身を温めることができます。好きなタイミングで楽ちん温活しましょう。

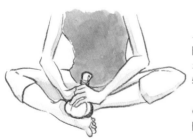

お灸はツボを熱で刺激し、不調を改善する東洋医学の治療法です。火や煙の心配がないハーブボールで代用して、ツボを刺激してみましょう。特に冷えと女性特有の不調に効果がある血海（膝の内側から指3本分上）・三陰交（くるぶしの内側から指4本分上）・湧泉（足指を曲げた際にできるくぼみ）のツボがオススメです。

Recipe 04

頭痛や肩こりを緩和する
リフレッシュハーブボール

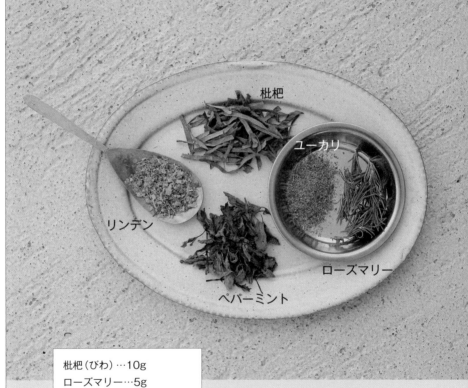

枇杷

ユーカリ

リンデン

ペパーミント

ローズマリー

枇杷（びわ）…10g
ローズマリー…5g
ユーカリ…5g
リンデン…5g
ペパーミント…3g
＋お好きな豆類…20〜30g

頭痛や肩こりに悩む方が多い現代。長時間の同じ姿勢や運動不足による血行不良、ストレスによる緊張、スマートフォンやゲーム等によるストレートネックや眼精疲労など、原因は様々です。特にストレスによる緊張状態が続くと、呼吸が浅くなり、自律神経も乱れやすくなります。鎮痙作用や血行促進作用があるハーブ、好きな香りのハーブを使用したハーブボールで、ストレッチしながら温めるとより効果的に緩みます。

　頭痛の中でも片頭痛には注意が必要です。片頭痛は体を動かすと痛みが増す、鎮痛薬が効きづらいという特徴があります。側頭部がズキンズキンと脈打つように痛み、吐き気や嘔吐を伴う場合もあります。片頭痛の場合は血管が拡張する時に頭痛が起きるので、痛みがある時は温める行為は控えましょう。片頭痛を和らげるには安静に過ごすことと、質のよい睡眠が不可欠です。温度が下がったハーブボールを丹田に置き、ゆっくり深呼吸して安静に過ごしましょう。片頭痛の場合は光や音、香りに敏感です。血行促進作用があるハーブ、香りが強いハーブは避けましょう。

オススメのセルフケアポイント

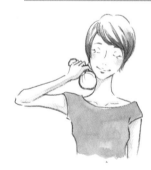

首を横に倒し、伸びを感じる部分にハーブボールをあてます。次に首を斜め後ろに倒し、伸びた部分にハーブボールをあてます。反対側も同じように温めます。最後に背筋を伸ばした状態で首の後ろに両手でハーブボールをあて、首を前傾し、ストレッチします。その状態で首をゆっくり前後に動かします。首回りの緊張がほぐれて楽になるでしょう。

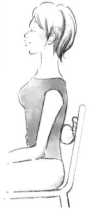

手が届きづらい肩・背中にかけての筋肉（僧帽筋）や肩甲骨付近をハーブボールで温める場合は、寄りかかる方法（P61参照）がオススメです。緊張や張りを感じる部分にハーブボールを挟むだけ。自分の体重がかかり、じわーっと奥深くまで熱が入ることでほぐれやすくなります。

Recipe 05

心身の巡りを促す
デトックスハーブボール

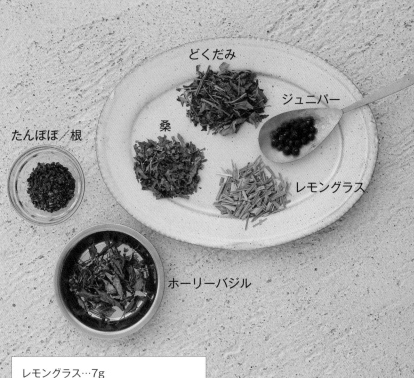

どくだみ

ジュニパー

桑

たんぽぽ／根

レモングラス

ホーリーバジル

レモングラス…7g
どくだみ…4g
たんぽぽ／根…3g
ジュニパー…3g
桑…3g
ホーリーバジル…2g
＋お好きな豆類orはとむぎ…20〜30g

「代謝がよい・悪い」という言葉をよく耳にしますが「代謝がよい」とはどういうことでしょうか？代謝は生体内で起こる化学反応で、摂取した栄養素やエネルギーを体内で合成・分解し、消費する働きです。体を動かす、体温を上げる、食物を消化する、呼吸する等、すべてが代謝です。この働きが正常に行われている状態が「代謝のよい体＝巡りがよい体」です。反対に「代謝が悪い体＝巡りが悪い体」は体内の水分や老廃物がうまく排出されず、不要なものを溜め込んでいる状態です。代謝が悪いと、疲労感、むくみ、便秘、冷え、痩せにくい、肌荒れ等の様々な不調が現れやすくなります。

　代謝の働きを高めるためには、バランスのよい食事、適度な運動、良質な睡眠、ストレスを減らす生活に改善することが必要です。それだけでなく、老廃物の排出の働きに関わる肝臓・腎臓・腸を温めて元気にし、巡りをよくすることも大切です。肝臓や腸の働きを高めるたんぽぽ、利尿作用があるジュニパーやレモングラス、解毒作用があるどくだみ等を取り入れて、体内の循環を促し、代謝がよい体づくりをサポートしましょう。

オススメのセルフケアポイント

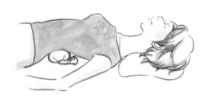

腎臓は冷えに最も弱い臓器と言われています。老廃物を含んだ血液をろ過したり、不要な水分を尿として排出する重要な臓器です。腎臓はお腹の前面ではなく背中側（一番下の肋骨付近）にあるので、P61を参考に腎臓をしっかり温めましょう。

足は第二の心臓とも呼ばれ、全身に血液を送り出すポンプの役割を担っています。膝裏にあるリンパ節にハーブボールを挟んで足を曲げると、温熱とマッサージ効果でリンパが流れやすくなります。時間がある時は足全体をボール部分でコロコロして老廃物を流すとさらにスッキリするでしょう。

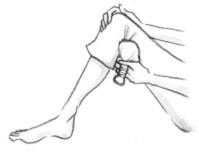

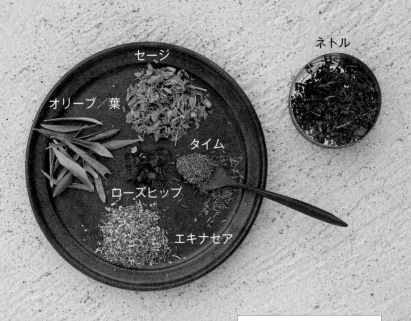

Recipe 06

免疫のバランスを整える
エナジーハーブボール

セージ

ネトル

オリーブ／葉

タイム

ローズヒップ

エキナセア

タイム…5g
セージ…5g
オリーブ／葉…5g
ローズヒップ…4g
エキナセア…3g
ネトル…3g
＋お好きな豆類…20〜30g

免疫力は30代をピークに年齢とともに低下し、ストレス、不規則な生活、睡眠不足、冷えなども免疫力低下の原因になるとされます。また最近では、腸には全身の免疫細胞の約70%が集中しているとされ、免疫機能を正常に働かせる重要な役割を果たしていることがわかっています。免疫力を高めるためには、ハーブボールの温熱効果でしっかり腸を温め、ハーブの香りで心身ともにリラックスし、良質な睡眠を取ることが重要です。ただし、免疫力は高すぎてもよくありません。免疫力が高すぎてしまうと異物に対して過剰に働いてしまう自己免疫疾患を引き起こします。その人本来のバランスで免疫力が働くように、ハーブボールを無理なく取り入れていきましょう。

　また、ウイルスという異物の侵入を防ぐためには、空気の乾燥を防ぎ、のどや鼻の粘膜の抵抗力を保つことが大切です。ハーブボールは温かい蒸気で粘膜を潤わせるだけでなく、蒸気とともに吸入されるハーブの芳香成分により、さらに防御機能を高めます。抗菌、抗ウイルス等の作用があるハーブを使用し、ウイルスに負けない体を作りましょう。

オススメのセルフケアポイント

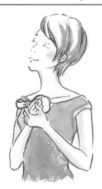

温めた直後のハーブボールを鼻と口付近に近づけ、鼻呼吸と口呼吸を交互に行って蒸気を吸い込みます。ハーブボールの蒸気とハーブの芳香成分を吸って、粘膜に潤いを与えましょう。温度が冷めたら、呼吸器系の働きをよくするために鎖骨やデコルテ付近を温めて、深呼吸しながらリラックスしましょう。

温度が少し冷めたハーブボールをお臍の上に当てたまま、くるくると時計回りにゆっくり回します。次に右側の下腹部にじわーっとあてます。2～3回深呼吸したら、当てる場所を大腸の動きに合わせて時計回りに移動していきます。腸だけでなくお腹全体が温まってくるでしょう。

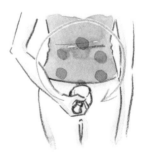

Recipe 07

目の疲れや充血に
眼精疲労ハーブボール

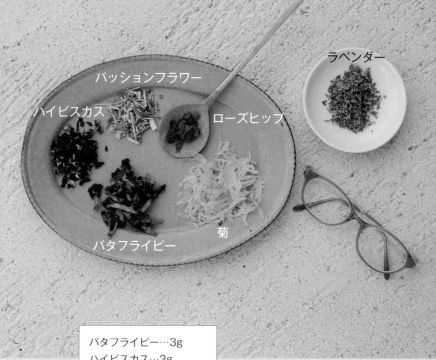

ラベンダー

パッションフラワー

ハイビスカス

ローズヒップ

菊

バタフライピー

バタフライピー…3g
ハイビスカス…3g
菊…2g
ローズヒップ…2g
ラベンダー…2g
パッションフラワー…1g

パソコンやスマートフォンが手放せない現代。目を酷使している状況が当たり前になってしまっている人も多いのではないでしょうか。細かい文字を読んだり、パソコンやスマートフォンを見続けるなど、目を使い過ぎてしまうと、目の周りの筋肉が緊張し、血流が悪くなります。この状態が長時間続いたり、慢性化してしまうと眼精疲労を引き起こす原因となります。眼精疲労に似た一時的な目の疲れであれば、休息や睡眠を取れば自然に回復し、体への悪影響もほとんどありません。

　一方、眼精疲労は、目がショボショボする、かすんで見える、目が乾く、目の奥がズキズキと痛む、充血するという目の症状以外に、頭痛や肩こりなどの症状まで引き起こし、休息や睡眠を取るだけでは回復しません。眼精疲労の場合は、目の周りの筋肉を温めて血流をよくし、目を休ませてリラックスさせること、目の筋肉を動かす（上下、左右に眼球を動かす等）ことが効果的です。鎮静作用のあるラベンダー、抗酸化作用を含むバタフライピー、菊、ハイビスカス等を使用したミニサイズのハーブボールを使って、ケアしてみましょう。

オススメのセルフケアポイント

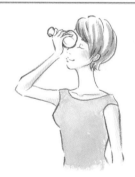

温度が少し冷めた小さめのハーブボールを使って目の周辺（目の上、こめかみ、眉毛の上、眉間）を温めましょう。目の周辺の皮膚は薄く弱いため、強く押したりこすったりせず、優しくじわーっとあてるようにしましょう。目の奥が痛んだり、充血している場合は、アイスハーブボールを使って炎症を抑えましょう（P54参照）。

背筋を伸ばした状態で首の後ろに両手で温度が少し冷めたハーブボールをあてます。首をゆっくり前後左右に動かして、固まった筋肉をほぐしてみましょう。後頭部や首の付け根付近を温めるとピント調節や眼球・まぶたの動きがスムーズになるとされています。首の後ろもしっかり温めて眼精疲労を改善しましょう。

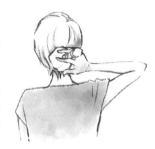

Recipe 08

PMS・月経痛に寄り添う
子宮ハーブボール

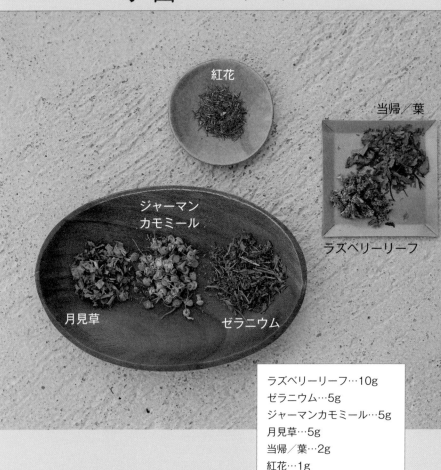

紅花

当帰／葉

ジャーマン
カモミール

ラズベリーリーフ

月見草

ゼラニウム

ラズベリーリーフ…10g
ゼラニウム…5g
ジャーマンカモミール…5g
月見草…5g
当帰／葉…2g
紅花…1g
＋お好きな豆類…20〜30g

※紅花はティースプーン1杯程度を目安に。
色落ちに注意してください。

進学、就職、結婚、出産、子育てと様々なライフイベントがある10代〜40代。そのためストレスや不規則な生活習慣、環境の変化等でホルモンバランスが乱れやすく、月経トラブルや婦人科系の病気に悩まされる方も多いでしょう。特にPMS（月経前症候群）と月経痛（生理痛）は、約8割近くの女性が経験しているとされています。

　PMSや月経痛がある方は、女性ホルモンや子宮付近の筋肉を整えるラズベリーリーフを中心に、日本で昔から親しまれてきた当帰や紅花、PMSや月経痛に有効なゼラニウムがオススメです。また月見草はγ-リノレン酸が含まれており、ホルモン分泌を助け、細胞の機能を整えてくれます。ハーブボールでは月見草の葉や茎を使いますが、γ-リノレン酸の含有量は月見草の種子オイルに豊富に含まれるため、ハーブボールと併用して、月見草オイルのサプリメントを服用するのもよいでしょう。PMSも月経痛も、生活習慣の見直しや温め、ハーブやアロマによるリラックス等で症状を和らげ、できるだけストレスが溜まらないようにコントロールして生活してみましょう。

オススメのセルフケアポイント

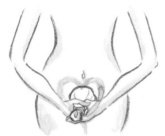

腹式呼吸をしながら、下腹部、鼠径部、恥骨付近をハーブボールで優しく温めます。月経期は、子宮を温めながら、自分を大切に想い、愛する気持ちでケアしましょう。

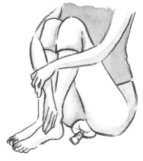

温度が下がったハーブボールを会陰部にあたるように座ります（P61参照）。よもぎ蒸しのように骨盤内をしっかり温めることができ、痛みや不快感が軽減されます。

Recipe 09

母子の健やかな時間を慈しむ
マタニティーハーブボール

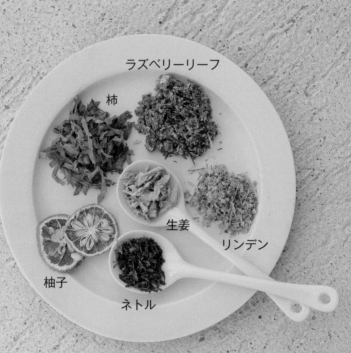

ラズベリーリーフ

柿

生姜

リンデン

柚子

ネトル

ラズベリーリーフ…10g
柚子…10g
柿…5g
生姜…3g
ネトル…2g
リンデン…2g
＋お好きな豆類…20〜30g

女性の体は、妊娠によりホルモンのバランスが大きく変化します。個人差はありますがマイナートラブルと呼ばれる様々な症状（イライラ、つわり、便秘、貧血、妊娠線、腰痛等）が起こります。出産が終われば症状は落ち着きますが、症状を抱えるお母さんにとっては大変で、早くなんとかしたいと思うものです。また、ホルモンの影響により出産や育児への不安や落ち込み等、精神的なバランスも崩しやすくなります。

　ハーブボールを使ったケアは22週以降に始めていきます。お腹の張り、会陰や妊娠線のケア、腰痛やむくみの緩和など、ハーブボールは妊娠中のケアに大いに活用できます。また、今回使用するハーブは妊娠中に飲んでも安心なハーブです。体の内側と外側の両面からケアして、出産に備えましょう。妊娠中は様々な心と体の変化に悩まされますが、赤ちゃんを産み、育てることはかけがえのない喜びです。妊娠中はできるだけリラックスして、赤ちゃんと会える日を楽しみにしながら毎日を過ごしましょう。

オススメのセルフケアポイント

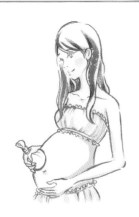

温度が下がったハーブボールでお腹の張りを感じる部分に優しくあてます。皮膚が柔らかくなり、張りが軽減されます。また妊娠線が気になる方は、ハーブボールで温めた後にオイル等で保湿すると妊娠線予防、かゆみ防止になります。お腹をケアする際は、赤ちゃんとお話ししながら、ケア時間をお楽しみください。

妊娠後期になるとお腹が大きくなり、体のバランスを取ろうとするため、特に仙骨付近に痛みが出てきます。横になったり、ソファ等に寄りかかる際にハーブボールを仙骨にあてると痛みが緩和し、楽になるでしょう（P61参照）。

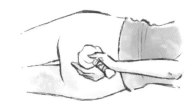

Recipe 10

母体の回復とメンタルケアに
産後ハーブボール

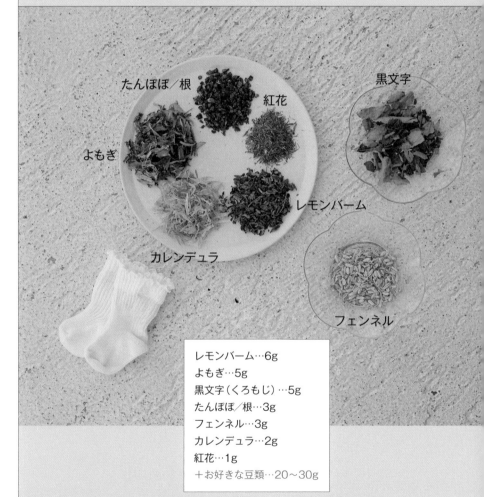

たんぽぽ／根
紅花
黒文字
よもぎ
レモンバーム
カレンデュラ
フェンネル

レモンバーム…6g
よもぎ…5g
黒文字（くろもじ）…5g
たんぽぽ／根…3g
フェンネル…3g
カレンデュラ…2g
紅花…1g
＋お好きな豆類…20〜30g

※紅花はティースプーン1杯程度を目安に。
色落ちに注意してください。

産後は出産の疲れとともに、妊娠・出産によって変化した子宮や体が、急激に妊娠前の状態に戻ろうとするため、心も体も不安定になりがちです。さらに、出産という大仕事をやり遂げ、安堵と幸せを感じる間もなく、お母さんには子育ての忙しさがやってきます。赤ちゃんの世話が中心になり、自分のことを後回しにしてしまいがちですが、お母さんの心と体は大きなエネルギーの消費と同時に休息が必要な時期です。無理をせず、ゆっくり体を休めましょう。

　最近では、少しずつ産後ケアの認知が高まり、市区町村でも産後ケアの斡旋や補助が受けられるようになってきました。一人で抱え込まず、完璧を求めず、家族や周囲の人にサポートしてもらいながら、赤ちゃんの成長とともに焦らずに、自分のペースで母親になっていきましょう。

　産後のハーブボールは、会陰切開でできた傷の痛みを和らげ、悪露の排出を促し、子宮を元の位置に戻す手助けをしてくれるよもぎを中心に、母乳の分泌を促すフェンネルとたんぽぽ、リラックスして緊張を緩和するレモンバームや黒文字がオススメです。

オススメのセルフケアポイント

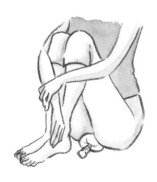

会陰の傷口がズキズキ痛む時、熱を持っている時は冷たいハーブボールで患部を冷やしてください。痛みや熱がない場合は傷口が早く治るように温かいハーブボールを使用します。悪露の排出もしやすくなるので、通常は温めてケアしましょう。

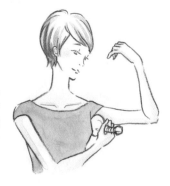

母乳の分泌をよくするために、ハーブボールで胸・肩周りを温めましょう。脇にハーブボールを挟んで温める方法も簡単でオススメです。乳腺炎がある場合は患部に熱と痛みがあるので、冷たいハーブボールで冷やします。乳腺炎の予防は温かいハーブボールで血流をよくしましょう。

Recipe 11

ゆらぎがちな心と体に
更年期ハーブボール

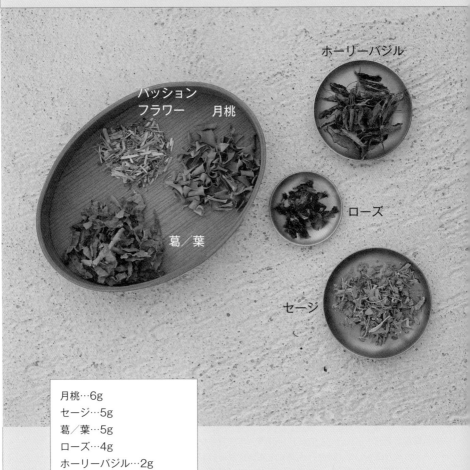

ホーリーバジル

パッション
フラワー　月桃

葛／葉

ローズ

セージ

月桃…6g
セージ…5g
葛／葉…5g
ローズ…4g
ホーリーバジル…2g
パッションフラワー…2g
＋お好きな豆類…20〜30g

日本では35歳〜45歳をプレ更年期、45歳〜55歳を更年期、それ以降を老年期と呼んでいますが、人によって更年期の年齢は様々です。閉経によるエストロゲンの急激な減少により、脳が混乱し、ホットフラッシュやめまい、落ち込み、やる気の減退、イライラ、動悸、息切れ、肩こり、不眠、耳鳴りなど、様々な心身の不調が現れます。閉経を挟んだ約10年間に起こるこれらの不調が更年期障害と呼ばれています。

　疲労によるストレスへの抵抗力を高めてくれるホーリーバジル、ホットフラッシュやほてりの改善が期待できるセージ、ストレスからくる不眠に効果があるパッションフラワーは、更年期世代を大いに助けてくれるでしょう。

　温かさと香り、植物の恵み、そして柔らかく包み込む感触、深呼吸とともに自分の内側へとつながっていくハーブボールのケア時間は、心と体がゆらぎやすい更年期世代の女性のサポートにぴったりです。ハーブボールでケアしながら、心と体を休めて、自分が心地よいと感じる過ごし方、生き方を大切にしてください。また、更年期の症状がツラい方は、我慢せずに婦人科へ相談しましょう。

オススメのセルフケアポイント

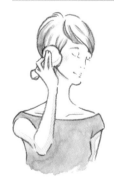

めまいや耳鳴りがある方は、耳にハーブボールをあててみましょう。耳にはツボが集中しており、耳を温めることで不調がや和らぎます。また毎日、いろいろな情報を聞いている耳はストレスがあると硬くなります。耳を温めた後に耳を回したり、引っ張ってマッサージするとさらに血行がよくなるでしょう。

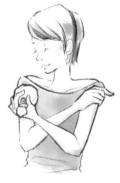

左右交互にハーブボールをあてながら、自分で自分をハグしてみましょう。オキシトシンやセロトニン等のホルモンが分泌され、気持ちが安定してきます。心がザワザワしたり、イライラした時は、ハーブボールと一緒にハグをすると、自己肯定感が高まり、自分を愛する気持ちが湧き出てくるでしょう。

Recipe 12

親子のコミュニケーションに
ベビーハーブボール

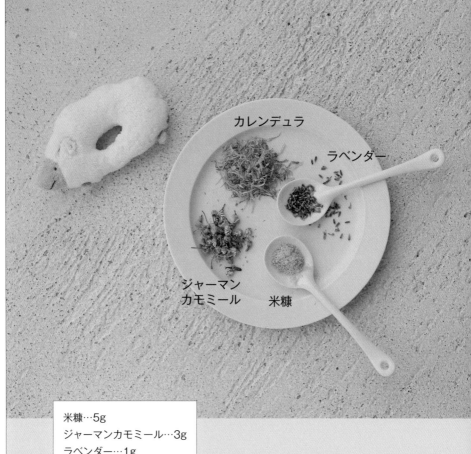

カレンデュラ

ラベンダー

ジャーマン
カモミール

米糠

米糠…5g
ジャーマンカモミール…3g
ラベンダー…1g
カレンデュラ…1g

赤ちゃんの感覚器の中で一番早く発達する「触覚」は、脳を刺激して感情や知能を順調に発達させるための大切な感覚だとも言われています。触れることは、親と赤ちゃんの両方がつながりを感じ、信頼関係を築き、情緒が安定する効果もあるとされています。

赤ちゃんの皮膚は大人よりも薄く、温度にも敏感なため、ハーブボールケアは1か月検診を過ぎた頃から始めます。入浴時に湯船にハーブボールを入れて使用すれば、湯船の温度と同じ温度で使用でき、やけどの危険性がありません。入浴中に、目を見ながら声をかけたり、歌ったりしながら行うと、さらに楽しくて幸せな時間となるでしょう。

また、普段赤ちゃんに接する時間が短いお父さんが行うこともオススメです。お父さんの育児への参加意識も高まり、親子の絆を深めるツールになるでしょう。鎮静作用があるジャーマンカモミール、湿疹やかぶれ、傷の炎症に効果があるカレンデュラは赤ちゃんから使用できます。赤ちゃんのブレンドは3種類前後までにし、肌触りがよい布で柔らかめに作りましょう。赤ちゃんの体調が悪い時や機嫌が悪い時、空腹時や授乳後すぐは控えてください。

オススメのセルフケアポイント

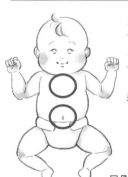

お臍の周りに、軽い圧でじわーっと当てます。胃腸の働きがスムーズになります。また、赤ちゃんの呼吸を深め、情緒を安定させるために、胸にも優しくあててみましょう。目を見ながら、にっこり笑って行うと赤ちゃんも喜ぶでしょう。

尾骨から肩甲骨に向かってゆっくり背骨の上をポンポンあてます。背骨に触れることで、自律神経を落ち着かせます。便秘の時は尾骨付近を温めると、便が出やすくなります。※うつ伏せにする際は、呼吸しにくい体勢にならないように気をつけましょう。

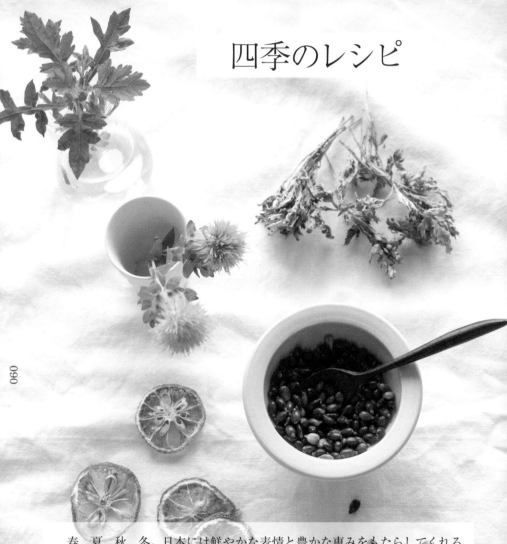

四季のレシピ

　春、夏、秋、冬。日本には鮮やかな表情と豊かな恵みをもたらしてくれる
四季があり、植物を通じて季節の移ろいを感じることができます。日常に追
われて、季節を意識する余裕もないという方もいると思いますが、暮らしの
中に季節を取り入れることで、心に余白が生まれ、新たな発見や気づきがあ
り、心豊かに暮らしを楽しむことができます。
　季節の変化に伴い、私たちの心と体にも変化が起きます。季節に合わせた
日本の植物たちのパワーを借りて、健やかな心と体に整えましょう。

四季のレシピ ［春］

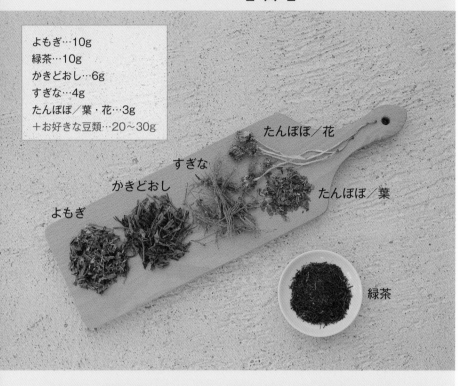

よもぎ…10g
緑茶…10g
かきどおし…6g
すぎな…4g
たんぽぽ／葉・花…3g
＋お好きな豆類…20〜30g

たんぽぽ／花

すぎな

かきどおし

たんぽぽ／葉

よもぎ

緑茶

　春は寒い季節（陰）から、暖かい季節（陽）へと切り替わるため、陰陽のバランスを崩しやすいと言われています。また入学や引越しなどの環境変化による緊張や不安、ストレスのせいで、心身ともに不調を感じやすい季節です。その際に影響を受けるのが「肝臓」です。特に春は肝臓の働きが活発になるとされ、冬の間に蓄積された老廃物や有害物質を解毒し、必要な栄養素を体中に送り出す役割を担っています。リズムが乱れやすい春にしっかり肝臓を養生しておかないと、肝臓に負担がかかり、外へ排出する力が衰えてしまいます。春のハーブは肝臓の働きを助け、解毒作用を持つハーブが多いのが特徴です。春のハーブボールで肝臓を温めて、デトックスの力を高めましょう。

その他のオススメハーブ：なずな、はこべ、月桃／花　など

四季のレシピ [夏]

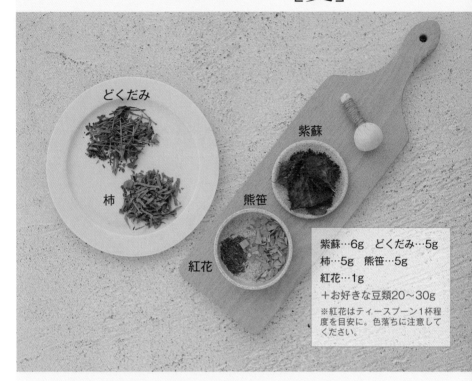

どくだみ

柿

紫蘇

熊笹

紅花

紫蘇…6g　どくだみ…5g
柿…5g　熊笹…5g
紅花…1g
＋お好きな豆類20〜30g

※紅花はティースプーン1杯程
度を目安に。色落ちに注意して
ください。

　夏の始まりは、雨が多くて湿度が高い梅雨。体内に余分な水分を溜め込んで、足や顔がむくむだけでなく、水分代謝が悪いと、めまいや頭痛、関節の痛みを引き起こします。梅雨のハーブは利尿作用が高いものが多いので、積極的に取り入れましょう。梅雨が明けて本格的な夏になると、湿度に暑さが加わります。近年は高温多湿の猛暑日が続き、私たちの体にも大きな影響を与えています。夏は「心臓」の働きが活発になるため、体に熱がこもりやすく、汗をかくことで水分不足になり血液循環にも影響します。また、冷房や冷たい飲食物による夏冷えや胃腸虚弱など、夏は体力が消耗しやすい時期です。体の余分な熱を下げて血流に働きかけ、胃腸を整えるハーブを選んでみましょう。

その他のオススメハーブ：おおばこ、山椒／葉、当帰／葉、はまなす／花　など

四季のレシピ ［秋］

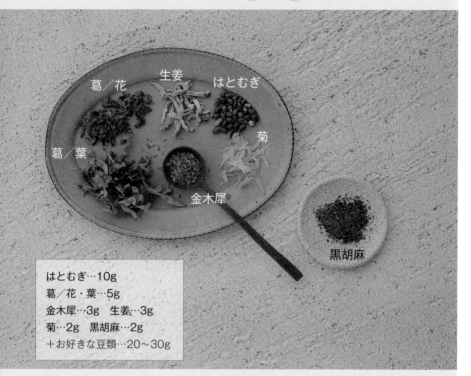

葛／花　　生姜　　はとむぎ

菊

葛／葉

金木犀

黒胡麻

はとむぎ…10g
葛／花・葉…5g
金木犀…3g　生姜…3g
菊…2g　黒胡麻…2g
＋お好きな豆類…20〜30g

　秋は陽から陰の季節へと移り変わり、湿度と温度が下がって乾燥が始まります。秋に夏と同じように過ごしていると、陰陽のバランスが乱れ、心も体も体調を崩しやすくなります。特に乾燥に注意が必要で、秋は「肺」を代表とする呼吸器に症状が出やすくなります。秋の乾燥した空気は喉や鼻の粘膜に炎症を与えるだけでなく、肺と密接に関わる大腸、そして皮膚にも影響が出る場合があります。秋は夏の時のようにエネルギーを外へと発散させる動きではなく、発散させたエネルギーを収束させ、冬への準備をする季節です。秋のハーブは潤いを与え、甘い香りで心を穏やかにさせてくれます。肺の気を補うために、ハーブボールの蒸気に伴う香りをたっぷり吸って、深呼吸しましょう。

その他のオススメハーブ：栗／葉、紫蘇／穂、柿／果皮、いちょう、小豆など

四季のレシピ [冬]

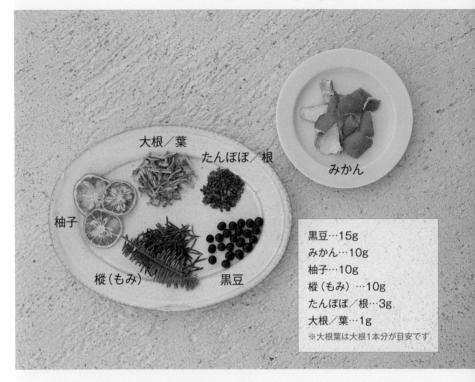

大根／葉

たんぽぽ／根

みかん

柚子

樅（もみ）

黒豆

黒豆…15g
みかん…10g
柚子…10g
樅（もみ）…10g
たんぽぽ／根…3g
大根／葉…1g
※大根葉は大根1本分が目安です

　冬は、冬至をピークに陰の気が増し、自然界のエネルギーが最も低くなります。日本の冬は寒さと乾燥が強く、体力や免疫力が低下しがちです。特に、生命力や免疫力を司る「腎臓」は寒さの影響を受けやすく、働きが弱まると、頻尿や膀胱炎、貧血や生理不順、腰痛や関節痛などのトラブルが起きやすくなります。また冬に活動し過ぎると、体力・気力を消耗してしまい、動き出そうとする春のエネルギーが不足してしまいます。冬は活発に動かずに体力を温存し、春から秋に消耗したエネルギーを回復させて、春に備えましょう。冬のハーブは体を温め、血流を改善する効果があります。ハーブボールでしっかり温めて、できるだけ安静に過ごし、自分をいたわる養生時間をとりましょう。

その他のオススメハーブ：金柑、橙、りんご／果皮、ウコンなど

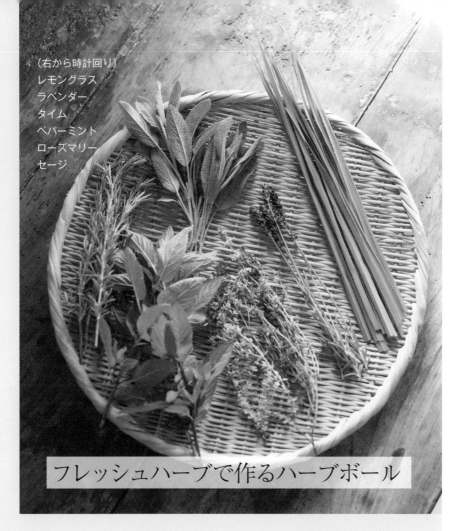

（右から時計回り）
レモングラス
ラベンダー
タイム
ペパーミント
ローズマリー
セージ

フレッシュハーブで作るハーブボール

　フレッシュハーブで作るハーブボールは、まるで色鮮やかなハーブサラダを作っているようで視覚的にも楽しめます。ハーブを細かくちぎって混ぜる工程で、すでにドライハーブ以上の濃厚な香りに包まれ、なんとも贅沢で極上な時間が訪れるでしょう。

　作成する際は、ハーブを洗って、キッチンペーパーで水気を取ってから使用します。ドライハーブよりも柔らかいため、サラダを作る時と同じくらいのサイズで細かくしてください。ドライハーブとは違うエネルギッシュな香りと柔らかさが特徴のフレッシュハーブボール。その時しか味わえない特別なハーブボールを堪能してみてください。

ハーブボール材料図鑑

本書で使用したハーブについて、主な成分と作用や適応、注意事項についてご紹介いたします。植物にはたくさんの成分や特徴があり、本書で紹介しきれなかったものもありますが、特にハーブボールで使用する際にチェックしてほしい内容についてまとめました。ハーブを購入する際や使用する前にご確認いただき、安全にご使用ください。

●作用名の解説

作用をあらわす用語の中で、特にわかりづらいものを説明します。

【アダプトゲン】　　　　ストレスに対する適応力を高め、
　　　　　　　　　　　　ストレスによって乱れた機能を正常化し、活性化する
【うっ滞除去】　　　　　滞ったリンパ液や血液の流れを促進する
【緩下（かんげ）】　　　穏やかに便通を促す
【緩和（かんわ）】　　　心身の緊張を緩和させる
【駆風（くふう）】　　　腸内のガスを排出する
【収斂（しゅうれん）】　組織を引き締める
【鎮痙（ちんけい）】　　筋肉の緊張を和らげる
【鎮静（ちんせい）】　　神経系を休める
【賦活（ふかつ）】　　　機能を活発にする

Echinacea purpurea

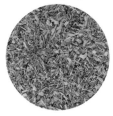

エキナセア

【主な成分】エキナコシド、シナリン、ヘテログリカン類、アルキルアミド【使用部位】地上部【主な作用】免疫賦活、抗炎症、抗菌抗ウイルス、抗アレルギー、消炎、創傷治癒【主な適応】風邪、感染症、花粉症、ヘルペス、治りにくい傷、関節炎、痛風
【注意事項】自己免疫疾患、キク科アレルギーの方は使用不可

Olea europaea

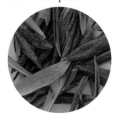

オリーブ

【主な成分】ルチン、ヘスペリジン、ルテオリン、ビタミンE、オレイン酸【使用部位】葉
【主な作用】抗酸化、利尿、抗菌、血圧降下、抗ウイルス
【主な適応】高血圧、動脈硬化、糖尿病などの生活習慣病の予防、感染症予防【注意事項】血圧降下剤服用中、低血圧の方は使用不可

Diospyros kaki

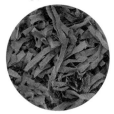

柿

【主な成分】ケンフェロール-3-グルコシド、クエルセチン-3-グルコシド
【使用部位】葉
【主な作用】抗菌、血行促進、抗炎症、緩和
【主な適応】冷え性、皮膚炎、のどの痛み、緊張

Glechoma hederacea var. grandis

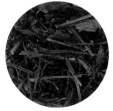

かきどおし

【主な成分】ウルソール酸、タンニン、トリテルペノイド、パルミチン酸、アミノ酸【使用部位】地上部
【主な作用】強壮、利尿、鎮咳、消炎、解毒、抗炎症
【主な適応】発熱、膀胱や腎臓系のトラブル、糖尿病、打ち身

Calendula officinalis

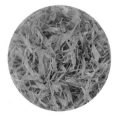

カレンデュラ

【主な成分】カロテン、キサントフィル、タラキサステロール、クエルセチン、苦味質【使用部位】花 【主な作用】消炎、抗菌、抗真菌、抗ウイルス、抗酸化、皮膚・粘膜保護【主な適応】皮膚炎、乾燥肌、湿疹、創傷、痔、月経不順、PMS【注意事項】妊娠中、キク科アレルギーの方は使用不可

Chrysanthemum morifolium

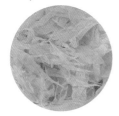

菊

【主な成分】アピゲニン、ベタイン、アデニン、クサンテノン、ボルネオール、カンファー【使用部位】花
【主な作用】解熱、鎮静、鎮痛、血圧降下、消炎、抗菌、抗酸化
【主な適応】眼精疲労、充血、冷え性、不眠、めまい、頭痛、せき
【注意事項】キク科アレルギーの方は使用不可

Osmanthus fragrans Lour. var. aurantiacus Makino

金木犀

【主な成分】γ-デカラクトン、リナロール、リナロールオキシド、β-イオノン【使用部位】花【主な作用】鎮静、抗酸化、抗炎症、利尿、抗菌、強壮、収斂、弛緩【主な適応】不眠、低血圧、美肌、抑うつ、不安、イライラ、PMS、更年期障害、むくみ
【注意事項】妊娠中の方は使用不可

Pueraria lobata

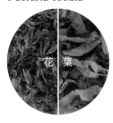

花 葉

葛

【主な成分】でんぷん、プエラリン、イソフラボノイド、サポニン、ビタミン、ミネラル
【使用部位】葉・花【主な作用】血行促進、発汗、解熱、鎮痙、鎮痛、滋養強壮、女性ホルモン調整
【主な適応】風邪、肩こり、頭痛、PMS、更年期障害

Sasa veitchii

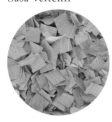

熊笹

【主な成分】安息香酸、バンフォリン、クロロフィル、カルシウム、ビタミンB1・B2・C【使用部位】葉
【主な作用】抗菌、免疫増強、解毒、利尿、消炎
【主な適応】糖尿病、高血圧、便秘、胃腸炎

Lindera umbellata

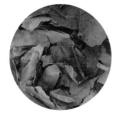

黒文字
（くろもじ）

【主な成分】α-ピネン、カンフェン、1,8-シネオール、リナロール、リモネン【使用部位】枝、葉
【主な作用】抗酸化、抗炎症、抗アレルギー、収斂、抗菌、鎮静、代謝促進、血行促進
【主な適応】不安、不眠、緊張、冷え性、リウマチ、関節炎、皮膚疾患、せき、のどの痛み

Morus alba

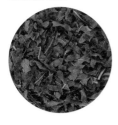

桑

【主な成分】デオキシノジリマイシン、γ-アミノ酪酸、クロロフィル、ミネラル
【使用部位】葉
【主な作用】血圧降下、利尿、美肌、解熱、消炎、鎮咳、発汗
【主な適応】美白、生活習慣病予防、便秘、むくみ

Alpinia speciosa

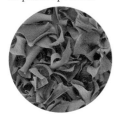

月桃

【主な成分】リナロール、ゲラニオール、α-テルピネオール、1,8-シネオール、α-ピネン【使用部位】葉
【主な作用】抗菌、抗炎症、賦活、抗酸化、抗不安、鎮静、収斂
【主な適応】精神不安、緊張、不眠、抑うつ、PMS、気管支炎、鼻炎、虫刺され

Oryza sativa

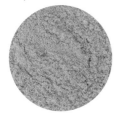

米糠

【主な成分】ビタミンB・E、γ-オリザノール、フィチン酸、フェルラ酸、ミネラル【使用部位】胚芽、糠層
【主な作用】メラニン生成抑制、抗酸化、代謝促進
【主な適応】美肌、美白、皮膚炎、保湿、冷え性

Sesamum indicum

胡麻

【主な成分】リグナン、ミネラル、ビタミン、オレイン酸、リノール酸、アミノ酸【使用部位】種子
【主な作用】抗酸化、抗炎症、鎮痛、賦活、滋養強壮
【主な適応】神経痛、皮膚疾患、ねんざ、打ち身、疲労
【その他】タンニン、ポリフェノールが多く含まれる黒胡麻（すり胡麻）の使用をオススメします

Perilla frutescens var. crispa

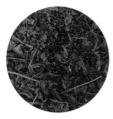

紫蘇

【主な成分】ペリルアルデヒド、リモネン、ピネン、リノレン酸、ステアリン酸【使用部位】葉、花穂、種子【主な作用】抗菌、発汗、解熱、利尿、解毒、去痰、鎮吐、抗炎症、抗酸化、抗アレルギー
【主な適応】風邪、吐き気、つわり、かゆみを伴う皮膚疾患、花粉症、暑気あたり【注意事項】皮膚刺激があるため、敏感肌の方は注意

Cinnamomum verum

シナモン

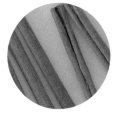

【主な成分】桂アルデヒド、オイゲノール、タンニン、
オリゴメリックプロシアニジン【使用部位】樹皮
【主な作用】血行促進、駆風、抗菌、消化機能促進
【主な適応】冷え性、消化不良、膨満感
【注意事項】妊娠中の方は使用不可

Matricaria chamomilla

ジャーマンカモミール

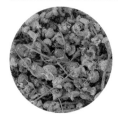

【主な成分】α-ビサボロール、カマズレン、マトリシン、アピゲニン、
ルテオリン【使用部位】花・茎【主な作用】鎮静、消炎、抗アレルギー、
鎮痙、粘膜保護、保温、抗菌、抗ウイルス【主な適応】不安、不眠、
抑うつ、緊張型頭痛、眼精疲労、皮膚炎、月経痛、PMS、更年期障害、
冷え性、腰痛、肩こり、喘息【注意事項】キク科アレルギーの方は使
用不可

Juniperus communis

ジュニパー

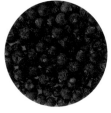

【主な成分】α-ピネン、ミルセン、リモネン、タンニン、フラボノイド
【使用部位】果実、枝、葉【主な作用】利尿、抗菌、抗炎症、鎮痛、鎮痙、
強壮、うっ滞除去【主な適応】むくみ、リウマチ、筋肉痛、肩こり、痔、
関節炎、イライラ、抑うつ、にきび
【注意事項】妊娠中、授乳中、月経過多、腎臓疾患のある方は使用不可

Zingiber officinale

生姜

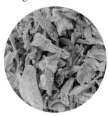

【主な成分】α-ジンギベレン、ジンゲロール、ショウガオール、
ジンゲロン【使用部位】根茎【主な作用】保温、発汗、鎮吐、消炎、抗菌、
鎮痛、血行促進、抗酸化、解毒【主な適応】風邪、吐き気、
つわり、冷え性、腰痛、肩こり、関節炎、外傷
【注意事項】胆石、胆管閉塞の方は使用不可。保温効果を期待する場
合は乾燥生姜、抗菌を期待する場合は生の生姜を使用

Equisetum arvense

すぎな

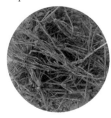

【主な成分】ケイ素、二酸化ケイ素、カリウム、クエルセチン
【使用部位】地上部【主な作用】利尿、収斂、止血、消炎、解熱、
鎮咳、鎮痛、抗菌【主な適応】むくみ、外傷による出血、泌尿器系の
不調、皮膚・爪・毛髪のトラブル
【注意事項】心臓、腎臓の機能不全の方は使用不可

Salvia officinalis

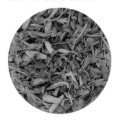

セージ

【主な成分】ルテオリン、ロスマリン酸、シネオール、カンファー、ツヨン、カルノソール【使用部位】葉 【主な作用】抗菌、抗真菌、抗ウイルス、収斂、発汗抑制、エストロゲン様作用【主な適応】風邪、扁桃炎、PMS、更年期障害に伴う発汗、女性ホルモンバランス調整【注意事項】妊娠中、授乳中の方は使用不可

Pelargonium graveolens

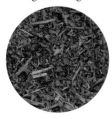

ゼラニウム

【主な成分】シトロネロール、ゲラニオール、リナロール
【使用部位】葉、花 【主な作用】鎮静、鎮痛、緩和、抗うつ、抗菌、抗炎症、皮膚弾力回復、ホルモン分泌調整【主な適応】不安、抑うつ、緊張、PMS、月経痛、月経不順、更年期障害、美肌、虫よけ
【注意事項】妊娠中、授乳中の方、乳幼児は使用不可

Raphanus sativus

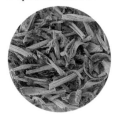

大根

【主な成分】ビタミンB・C・K、β-カロテン、葉酸、鉄
【使用部位】葉／干葉（ひば）
【主な作用】血行促進、代謝促進、発汗、抗酸化
【主な適応】冷え性、神経痛、腰痛、粘膜保護、美肌

Thymus vulgaris

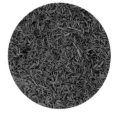

タイム

【主な成分】チモール、カルバクロール、アピゲニン、ルテオリン、タンニン、サポニン【使用部位】地上部 【主な作用】抗菌、抗ウイルス、抗炎症、抗うつ、鎮咳、去痰、鎮痙【主な適応】風邪、気管支炎、アトピー性皮膚炎、イライラ、抑うつ
【注意事項】妊娠中は使用不可。高血圧の方は長期常用、大量使用不可

Citrus aurantium

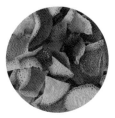

橙（だいだい）

【主な成分】リモネン、α-ピネン、β-ピネン、リナロール、ゲラニオール【使用部位】果皮
【主な作用】去痰、利尿、緩下、抗不安、鎮静、駆風、鎮痛、血行促進、鎮痙【主な適応】緊張、不安、抑うつ、イライラ、めまい、不眠、冷え性、肩こり、むくみ
【注意事項】妊娠中、MAO阻害薬を服用中の方は使用不可

Taraxacum officinale

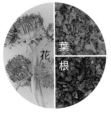

たんぽぽ

【主な成分】イヌリン、タラキサステロール、苦味質、カフェ酸、ミネラル【使用部位】葉・根・花【主な作用】利尿、緩下、胆汁分泌促進、抗炎症、抗菌、浄血、催乳【主な適応】むくみ、便秘、にきび、湿疹、冷え性、リウマチ【注意事項】胆道閉塞、腸閉塞、胆のう炎、キク科アレルギーの方は使用不可

Oenothera biennis

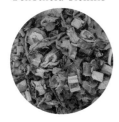

月見草

【主な成分】γ-リノレン酸、ビタミンE、プロスタグランディン、プロアントシアニジン
【使用部位】葉、茎【主な作用】抗炎症、抗酸化、抗アレルギー
【主な適応】外傷、打ち身、やけど、アトピー性皮膚炎、月経痛、PMS、更年期障害

Angelica acutiloba

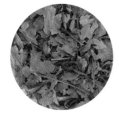

当帰

【主な成分】リグスティライド、ブチリデンフタライド、ビタミン、ミネラル【使用部位】葉 【主な作用】鎮静、鎮痛、血行促進、強壮、造血【主な適応】冷え性、月経痛、月経不順、PMS、更年期障害、貧血、頭痛、産前産後 【注意事項】妊娠中、糖尿病の方は使用不可

Houttuynia cordata

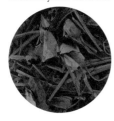

どくだみ

【主な成分】クエルシトリン、イソクエルシトリン、フラボノイド配糖体【使用部位】地上部
【主な作用】強心、抗菌、解熱、緩下、利尿、排膿、解毒、消炎
【主な適応】便秘、水虫、皮膚疾患、にきび、冷え性、むくみ、蓄膿症、痔、高血圧【注意事項】妊娠中は使用不可

Urtica dioica

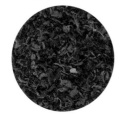

ネトル

【主な成分】クエルセチン、ルチン、クロロフィル、β-シトステロール、ケイ素【使用部位】葉【主な作用】利尿、抗炎症、浄血、造血
【主な適応】むくみ、膀胱炎、花粉症、痛風、創傷、じんましん、アトピー性皮膚炎、リウマチ
【注意事項】心臓病、腎臓病からのむくみがある時は使用不可

Hibiscus sabdariffa

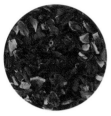

ハイビスカス

【主な成分】クエン酸、ハイビスカス酸、ヒビスシン、粘液質、
ペクチン【使用部位】萼

【主な作用】代謝促進、緩下、利尿、強壮

【主な適応】肉体疲労、眼精疲労、夏バテ、疲労回復、便秘、風邪

Clitoria ternatea L.

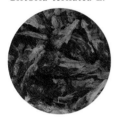

バタフライピー

【主な成分】ケンフェロール、クエルセチン、テルナチン、
デルフィニジン【使用部位】花

【主な作用】抗酸化、抗菌、鎮静、利尿、抗炎症、鎮痛

【主な適応】眼精疲労、美肌、美白、白髪、抜け毛、むくみ、便秘

【注意事項】妊娠中、授乳中、生理中は使用不可

Passiflora incarnata

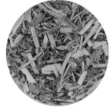

パッションフラワー

【主な成分】アピゲニン、ビテキシン、ハルマン、ハルモール

【使用部位】地上部【主な作用】鎮静、催眠、鎮痙、鎮痛

【主な適応】自律神経失調症、心身症、不安、緊張、抑うつ、不眠、
片頭痛、更年期障害

Coix lacryma-jobi var. ma-yuen

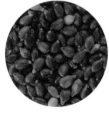

はとむぎ

【主な成分】でんぷん、脂肪酸、多糖類、ステロール、コイクセノリド、
アミノ酸【使用部位】種子

【主な作用】利尿、消炎、排膿、鎮痛、抗アレルギー、代謝促進

【主な適応】いぼ、美肌、肌荒れ、むくみ、リウマチ、高血圧、神経痛

Calluna vulgaris

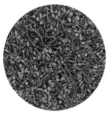

ヒース

【主な成分】アルブチン、メチルアルブチン、フラボノイド、タンニン

【使用部位】花【主な作用】抗菌、利尿、抗炎症

【主な適応】美肌、色素沈着、膀胱炎、排尿障害、リウマチ、関節炎、痛風

Chamaecyparis obtusa

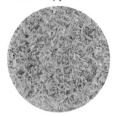

檜

【主な成分】カジネン、α-カジノール、α-ピネン
【使用部位】葉、木部
【主な作用】鎮静、緩和、賦活、抗菌、防虫、血行促進
【主な適応】冷え性、筋肉痛、関節痛、緊張、集中力低下

Eriobotrya japonica

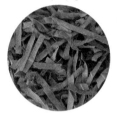

枇杷

【主な成分】ネロリドール、ファルネソール、アミグダリン、タンニン、
トリテルペン【使用部位】葉
【主な作用】鎮咳、去痰、利尿、消炎、血行促進
【主な適応】神経痛などの痛み、皮膚疾患、ねんざ、打ち身、疲労

Foeniculum vulgare

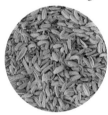

フェンネル

【主な成分】トランスアネトール、フェンコン、エストラゴール、
クエルセチン、ルチン【使用部位】果実（種子）
【主な作用】鎮痙、駆風、鎮吐、去痰、利尿、発汗、強壮、母乳分泌促進
【主な適応】風邪、PMS、月経痛、更年期障害、むくみ、胃腸炎

Carthamus tinctoria

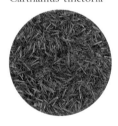

紅花

【主な成分】カルサミン、サフロールイエロー、リグナン、フラボノイド、
ステロール【使用部位】花
【主な作用】血行促進、子宮収縮、通経
【主な適応】月経不順、冷え性、更年期障害、血色不良
【注意事項】妊娠中は使用不可

Mentha piperita

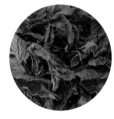

ペパーミント

【主な成分】ℓ-メントール、メントン、アピゲニン、ルテオリン、
ロスマリン酸【使用部位】葉 【主な作用】賦活のち鎮静、鎮痙、駆風、
強壮、収斂、抗炎症、抗菌、抗ウイルス
【主な適応】吐き気、便秘、風邪、鼻炎、眼精疲労、花粉症、イライラ、
眠気、筋肉痛【注意事項】妊娠中、授乳中、胆石の方は使用不可

Cinnamomum camphora (L) Presl var. nominale Hayata subvar. hosho Hatushima

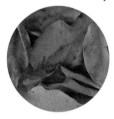

芳樟（ほうしょう）

【主な成分】リナロール、カンファー、リモネン、1,8-シネオール
【使用部位】枝葉
【主な作用】鎮静、抗菌、鎮痛、抗炎症、強壮、抗不安
【主な適応】筋肉痛、皮膚炎、不安、緊張、精神疲労

Ocimum tenuiflorum

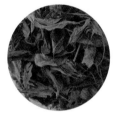

ホーリーバジル

【主な成分】フェニルプロパノイド、フェニルプロパノイド誘導体、
フラボノイド【使用部位】地上部
【主な作用】アダプトゲン、解熱、消炎
【主な適応】風邪、頭痛、不眠、自律神経失調症、PMS、更年期障害
【注意事項】妊娠中は使用不可

Pinus spp.

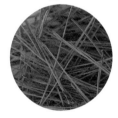

松

【主な成分】クロロフィル、ビタミンA・C・K、鉄、リン、
1,8-シネオール、α-ピネン【使用部位】葉
【主な作用】血行促進、利尿、抗炎症、強壮、浄血、抗菌、抗ウイルス
【主な適応】湿疹、かゆみ、むくみ、冷え性、膀胱炎、気管支炎、高血圧

Malva sylvestris

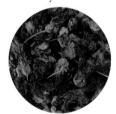

マロウ

【主な成分】粘液質、デルフィニジン、タンニン
【使用部位】花
【主な作用】皮膚・粘膜の保護、刺激緩和、軟化、抗炎症、利尿、緩下
【主な適応】皮膚・粘膜の炎症、のどの痛み、気管支炎、便秘

Citrus unshiu

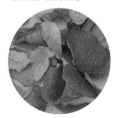

みかん

【主な成分】ヘスペリジン、α-ピネン、ミルセン、リモネン、
リナロール、シトラール
【使用部位】果皮【主な作用】血行促進、鎮咳、去痰、発汗、
抗アレルギー、抗菌、消炎、鎮静【主な適応】神経痛、リウマチ、
冷え性、腰痛、打ち身、ねんざ、風邪、ひび、しもやけ

Abies firma

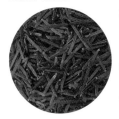

樅
<small>もみ</small>

【主な成分】α-ピネン、ℓ-リモネン、酢酸ボルニル、フェランドレン
【使用部位】葉、枝【主な作用】血行促進、強壮、緩和、賦活、抗不安、
抗炎症、利尿、収斂、抗菌、抗酸化
【主な適応】冷え、神経痛、筋肉痛、関節炎、リウマチ、せき、
のどの痛み、気管支炎

Eucalyptus globulus

ユーカリ

【主な成分】1,8-シネオール、α-ピネン、タンニン、フラボノイド
【使用部位】葉
【主な作用】抗菌、浄化、去痰、血行促進
【主な適応】風邪、気管支炎、花粉症、頭痛、冷え性
【注意事項】妊娠中、授乳中、乳幼児は使用不可

Citrus junos

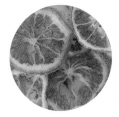

柚子

【主な成分】α-ピネン、d-リモネン、テルピネン、リナロール、ナリンギン、
ヘスペリジン【使用部位】果皮、果肉、種子　【主な作用】抗菌、血行促進、
発汗、血圧降下、抗アレルギー、抗不安、消炎、緩和
【主な適応】疲労回復、神経痛、腰痛、リウマチ、冷え性、打ち身、ねんざ、
風邪、しもやけ【注意事項】皮膚刺激があるため、敏感肌の方は注意

Artemisia princeps

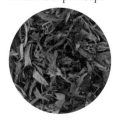

よもぎ

【主な成分】ジカフェオイルキナ酸、クロロゲン酸、1,8-シネオール
【使用部位】葉【主な作用】収斂、止血、鎮痛、抗菌、血行促進
【主な適応】月経過多、月経不順、月経痛、冷え性、皮膚炎、頭痛、腰痛、
神経痛、水虫【注意事項】キク科アレルギーの方は使用不可

Rubus idaeus

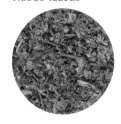

ラズベリーリーフ

【主な成分】フラガリン、タンニン、ビタミンC
【使用部位】葉【主な作用】鎮静、鎮痙、収斂、抗炎症、子宮筋の弛緩
【主な適応】月経痛、PMS、出産準備、下痢、粘膜の炎症
【注意事項】妊娠初期の方は使用不可

Lavandula angustifolia

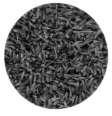

ラベンダー

【主な成分】酢酸リナリル、リナロール、フラボノイド、タンニン
【使用部位】花、茎【主な作用】鎮静、抗うつ、鎮痙、鎮痛、抗炎症、
抗菌、抗ウイルス、抗真菌、通経【主な適応】緊張、不安、抑うつ、
不眠、頭痛、眼精疲労、高血圧、肩こり、筋肉痛、やけど、冷え性、
月経痛、PMS、更年期障害、皮膚炎、虫刺され
【注意事項】妊娠中、授乳中は使用不可

Camellia sinensis

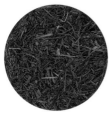

緑茶

【主な成分】カフェイン、カテキン、テアニン、ビタミンC
【使用部位】葉 【主な作用】抗酸化、抗菌、血圧降下、鎮痛、利尿、
収斂、血糖値低下
【主な適応】風邪、高血圧、喘息、のどの痛み、下痢、精神疲労

Tilia europaea

リンデン

【主な成分】ルチン、ヒペロシド、ティリロシド、アラビノガラクタン、
タンニン【使用部位】葉、花【主な作用】鎮静、血管拡張、保温、発汗、利尿、
解熱、鎮痙、保湿【主な適応】不安、イライラ、不眠、抑うつ、風邪、片頭痛、
肩こり、冷え性、むくみ

Cymbopogon citratus

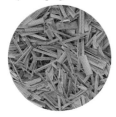

レモングラス

【主な成分】シトラール、シトロネラール、ゲラニオール、リナロール、
フラボノイド【使用部位】地上部【主な作用】鎮痛、抗炎症、血行促進、
健胃、駆風、利尿、抗菌、抗ウイルス、防虫【主な適応】イライラ、眠気、
胃もたれ、膨満感、便秘、筋肉痛、肩こり、片頭痛、冷え性
【注意事項】妊娠中は使用不可

Melissa officinalis

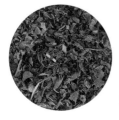

レモンバーム

【主な成分】シトロネラール、シトラール、ロスマリン酸、カフェ酸、
クロロゲン酸【使用部位】葉
【主な作用】鎮静、抗うつ、強壮、催眠、鎮痙、駆風、抗ウイルス、抗菌
【主な適応】不安、抑うつ、不眠、緊張型頭痛、神経痛、PMS、
更年期障害、皮膚炎

Rosa spp.

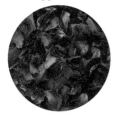

ローズ

【主な成分】シトロネロール、ゲラニオール、フェニルエチルアルコール、タンニン【使用部位】花【主な作用】鎮静、緩和、抗うつ、強壮、催淫、収斂、抗炎症、鎮痙、通経【主な適応】不安、緊張、更年期障害、PMS、月経痛、月経不順、不正出血、冷え性、美肌、便秘、下痢

Rosa canina

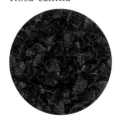

ローズヒップ

【主な成分】ビタミンC・E、ペクチン、果実酸、リコピン、β-カロテン、フラボノイド【使用部位】偽果
【主な作用】抗酸化、収斂、発汗抑制、緩下
【主な適応】下痢、更年期障害に伴う発汗、PMS、皮膚炎、美肌、便秘

Rosmarinus officinalis

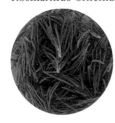

ローズマリー

【主な成分】1,8-シネオール、α-ピネン、カンファー、ボルネオロール、ロスマリン酸【使用部位】葉、花【主な作用】強壮、強心、鎮痛、抗酸化、抗炎症、抗菌、血行促進、免疫賦活
【主な適応】冷え性、関節炎、リウマチ、疲労回復、むくみ、肌荒れ、倦怠感、循環不良

その他：豆類

ハーブボールの硬さと温度を保つために豆類も使用します（P40参照）。
小豆、黒豆が入手しやすくオススメですが、緑豆、大豆も使用可能です。

小豆

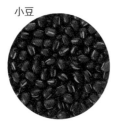

黒豆

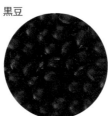

※ハーブボールを使う際の注意事項

●ハーブボールを含む植物療法（フィトテラピー）は、日本では医療行為ではありません。本書に掲載されている内容は、植物の効果効能、心身の不調改善を保証するものではありません。使用にあたっては自己責任においてご使用いただくようお願いいたします。

●本書で紹介する効能や作用には個人差があります。また、同じ人が使用する場合であっても、体調によって異なる反応が出る場合があります。症状が悪化した際はすぐに使用をやめ、不安がある場合は専門家や専門医に相談することをおすすめいたします。

●本書の著者、製作関係者および出版社は、本書を使用して生じた負傷、損傷、その他のすべての損害についての責任を負いかねます。

【子供や高齢者の使用について】
ハーブのレシピは主に健康な成人を想定して掲載しています。子供や高齢者に使う場合は、様子を見ながら分量を加減してください。体調の変化があった場合は、すぐに使用をやめ、医師に相談してください。

【妊娠中や授乳中の使用について】
妊娠中、授乳中は香りや温度に敏感になるため無理な使用は控えてください。体調の変化を見ながら慎重にご使用ください。不安な場合は医師に相談のうえ使用してください。

【治療中の使用について】
医薬品とハーブを一緒に使用すると、相互作用が働く場合があり、薬が効きづらくなる、または効きすぎてしまう場合があります。薬を服用している場合は、ハーブを使用する前に医師や薬剤師に相談してください。

おわりに

「ハーブボールって何ですか?」

　何百回と聞かれたこの質問に答えるたびに、「ぜひ体験してみてください! ハーブボールの虜になりますよ」と言い続けた約16年でした。最初は一人で始めた活動でしたが、今では全国各地に一緒に伝える仲間がいて、ハーブボールの施術や商品を楽しみにしていただいているお客様がいる。本当に嬉しいことです。ありがとうございます。

　あの時ハーブボールに出会えたおかげで、私は死なずに生きる道を選ぶことができました。ハーブボールという相棒を手に入れて、私は私の人生を生きられるようになりました。本書を読んだ皆様が、自分の心と体を大切にして元気に暮らすために、ハーブボールが一つのツールとして活躍してくれることを願っています。ハーブボールに触れて触れられることで、自分の心と体がととのい、「本当の自分」で生きられる人が増えますように。

　本書とハーブボールに出会ってくださり、ありがとうございました。

　最後に、本書を書きあげることができたのは、今までの人生で出会ってくださった皆様とハーブボールのおかげです。特にこの本を執筆するきっかけを与えてくださったデザイナーの保原由紀子さんには、本当にお世話になりました。出版の機会を与えてくださったワニ・プラスさん、新昭彦さん。アドバイスを頂いた山口創先生、村上志緒先生、ブラフ弥生さん。私が伝えたい世界観を表現してくださったカメラマンの清水美由紀さん。本書を楽しみに待っていてくださったハーブボールセラピスト協会の皆さん、サロンやショップのお客様、関係各所の皆様。そしていつも応援してくれる家族と友人たちに心より感謝の意を表します。

2024年4月　永田 舞

【参考文献】

『アジアの伝統美容療法』（西田若葉／フレグランスジャーナル社）

『スリランカに学ぶ　アーユルヴェーダのある暮らし』（エスプレ）

『アーユルヴェーダの心地いい暮らし』（ブラフ弥生／主婦の友社）

『皮膚という「脳」』（山口創／東京書籍）

『手の治癒力』（山口創／草思社文庫）

『タッチの魔法 アロマの奇跡』（山口創／BABジャパン）

『仙骨を温めればすべて解決する』（中野朋儀／SBクリエイティブ）

『「体を温める」と病気は必ず治る』（石原結實／三笠書房）

『日本のハーブ辞典』（村上志緒／東京堂出版）

『日本のメディカルハーブ辞典』（村上志緒／東京堂出版）

『二十四節気に合わせ心と体を美しく整える』（村上百代／楓書店）

『自然ぐすり』（森田敦子／ワニブックス）

『心と体がととのう　フィトセラピー』（岡野真弥／池田書店）

『ハーブではじめる　植物療法の手引き』（梅屋香織／グラフィック社）

『医師が教える　アロマ＆ハーブセラピー』（橋口玲子／毎日コミュニケーションズ）

『ゆるめる　温める　巡らせる』（鈴木七重／エクスナレッジ）

『自律神経を整えるセルフケア辞典』（前田祐樹／マイナビ出版）

永田舞（ながた まい）

株式会社マヴィーブル代表取締役／
一般社団法人ハーブボールセラピスト協会代表理事

1982年、長野県生まれ。上智大学文学部新聞学科卒業後、株式会社NTTデータに就職。母親の死と体調不良が重なり、心と体のバランスを崩す。休養中に訪れたタイで出会ったハーブボールの衝撃が忘れられず、セラピストの道へ。アジア各地で本場のハーブボールを学び、2011年、ハーブボールを主軸としたサロン「リラ・ワリ」を開業。日本にハーブボールを広めるべく研究を重ね、日本のハーブで作る「和草ハーブボール®」を考案。2013年、ハーブボールを専門的に学べるスクール「ハーブボールセラピスト協会」を立ち上げ、講師活動スタート。2016年、自宅で簡単に使えるセルフケア用の和草ハーブボールを販売開始。2021年末より長野に拠点を戻し、長野と東京の二拠点で活動中。ハーブボールで人生が変わり、自分の人生を生きられるようになった経験から、セラピスト・講師・商品開発を通じて本物のハーブボールの魅力と自分の人生を生きる喜びを伝えている。

【マヴィーブル公式サイト】
https://mavivre.co.jp

【Instagram】
@leelawadee0620

心と体をととのえる ハーブボール

2024年5月10日　初版発行

著者	永田 舞
発行者	佐藤俊彦

発行所　　　　株式会社ワニ・プラス
〒150-8482 東京都渋谷区恵比寿4-4-9 えびす大黒ビル 7F

発売元　　　　株式会社ワニブックス
〒150-8482 東京都渋谷区恵比寿4-4-9 えびす大黒ビル

装丁・DTP制作	保原由紀子（Prism Design Studio）
撮影	清水美由紀
イラスト	さくまあゆみ
モデル	髙木祐子
撮影協力	江成奈美、江成あさひ

印刷・製本所　　中央精版印刷株式会社

ワニブックスHP　https://www.wani.co.jp
（お問い合わせはメールで受け付けております。HP から「お問い合わせ」にお進みください。）
※内容によりましてはお答えできない場合がございます。